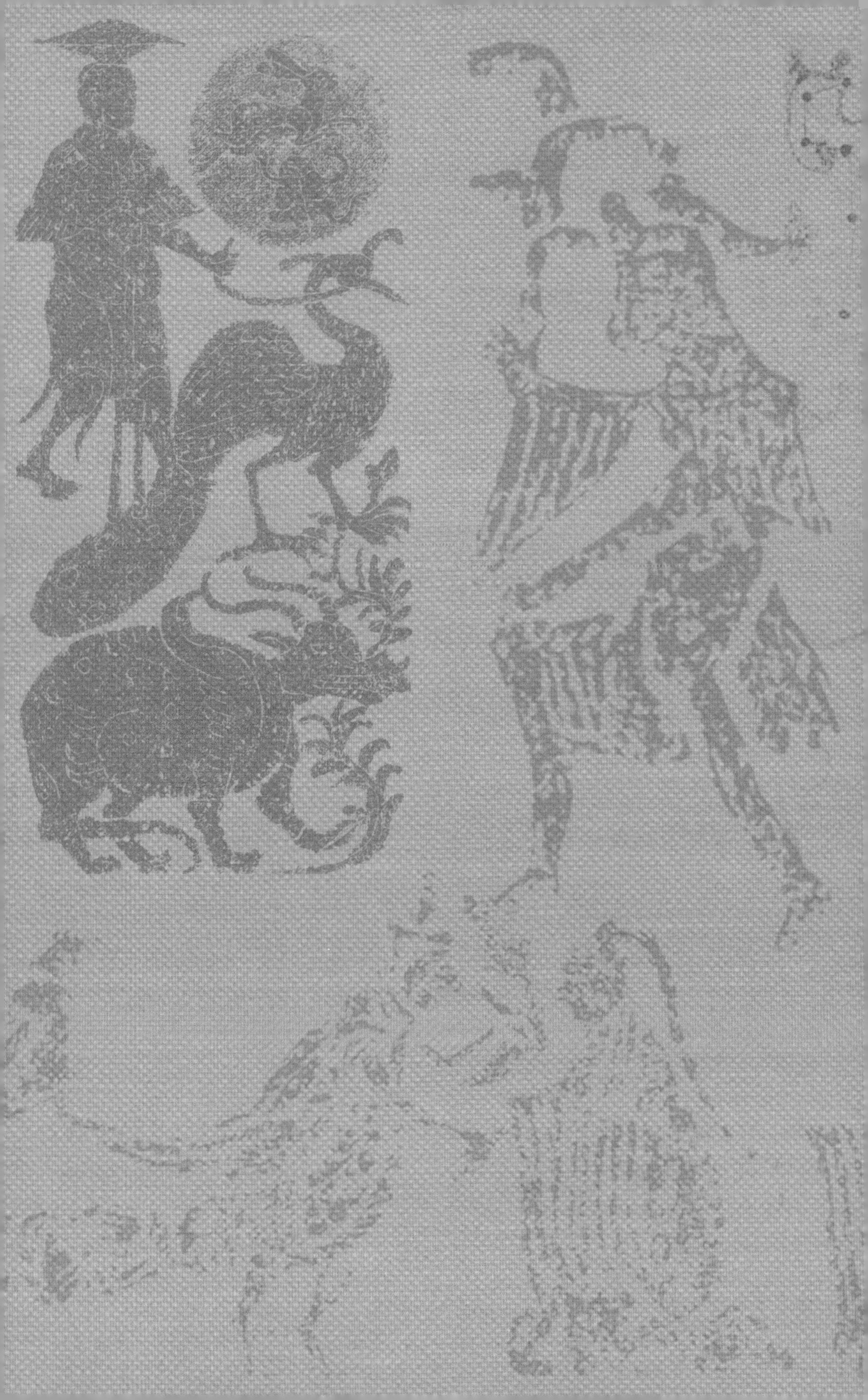

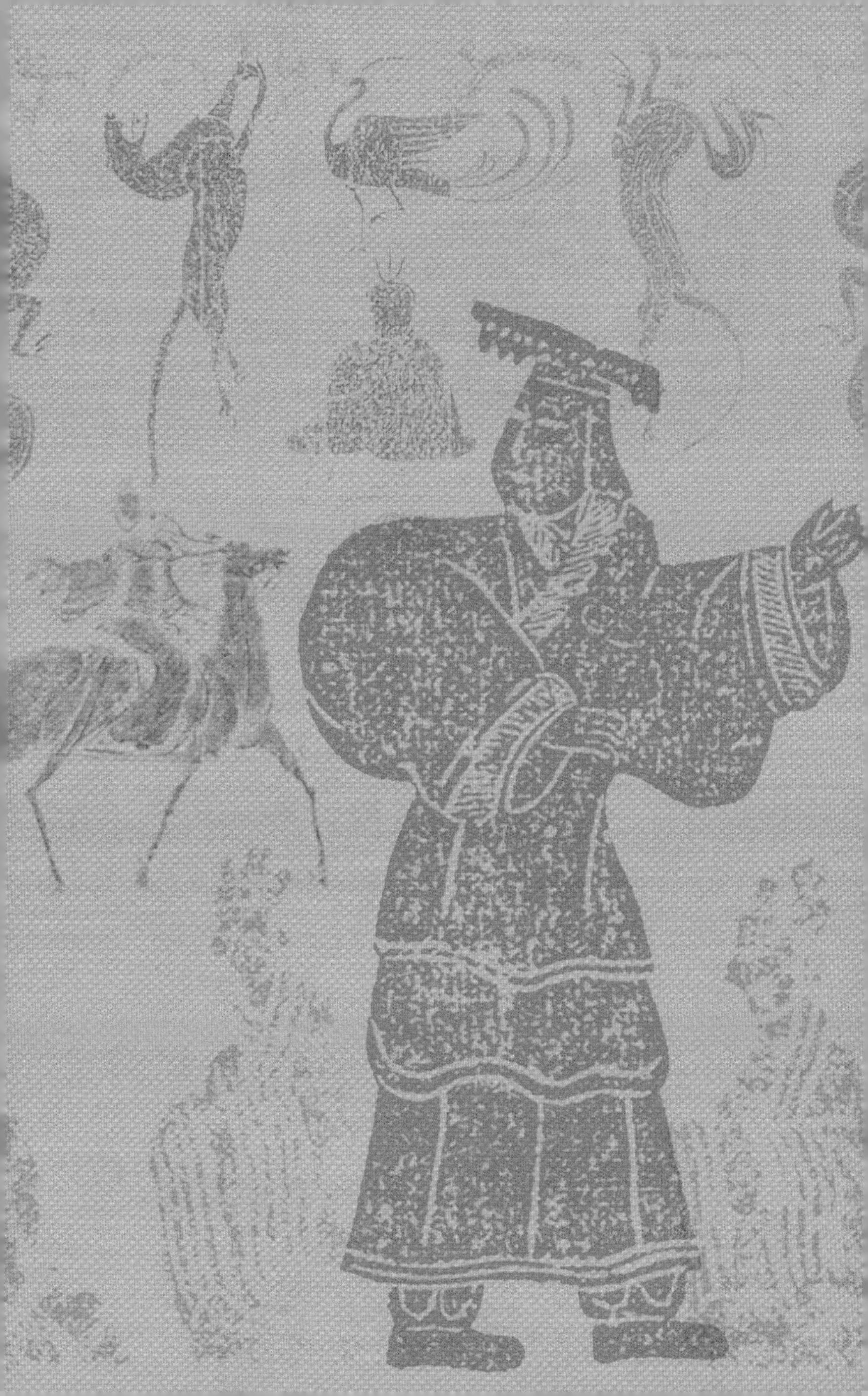

中国古医籍整理丛书

医学辑要

清·吴 燡 编

陈守鹏 顾宁一 卞 正 校注

中国中医药出版社

·北 京·

图书在版编目（CIP）数据

医学辑要/（清）吴燡编；陈守鹏，顾宁一，卞正校注．—北京：中国中医药出版社，2015. 12（2024.8 重印）
（中国古医籍整理丛书）
ISBN 978-7-5132-2962-3

Ⅰ. ①医… Ⅱ. ①吴… ②陈… ③顾… ④卞… Ⅲ. ①中医学—临床医学—经验—中国—清代 Ⅳ. ①R249. 49

中国版本图书馆 CIP 数据核字（2015）第 284898 号

中国中医药出版社出版
北京经济技术开发区科创十三街 31 号院二区 8 号楼
邮政编码 100176
传真 010 64405721
北京盛通印刷股份有限公司印刷
各地新华书店经销
*
开本 710×1000 1/16 印张 7. 75 字数 44 千字
2015 年 12 月第 1 版 2024 年 8 月第 2 次印刷
书 号 ISBN 978-7-5132-2962-3
*
定价 25. 00 元
网址 www. cptcm. com

如有印装质量问题请与本社出版部调换
版权专有 侵权必究

服务热线 010 64405510
购书热线 010 64065415 010 64065413
微信服务号 zgzyycbs
书店网址 csln. net/qksd/
官方微博 http://e. weibo. com/cptcm
淘宝天猫网址 http://zgzyycbs. tmall. com

国家中医药管理局
中医药古籍保护与利用能力建设项目
组织工作委员会

主　任　委　员　王国强

副 主 任 委 员　王志勇　李大宁

执行主任委员　曹洪欣　苏钢强　王国辰　欧阳兵

执行副主任委员　李　昱　武　东　李秀明　张成博

委　　　　员

各省市项目组分管领导和主要专家

（山东省）武继彪　欧阳兵　张成博　贾青顺

（江苏省）吴勉华　周仲瑛　段金廒　胡　烈

（上海市）张怀琼　季　光　严世芸　段逸山

（福建省）阮诗玮　陈立典　李灿东　纪立金

（浙江省）徐伟伟　范永升　柴可群　盛增秀

（陕西省）黄立勋　呼　燕　魏少阳　苏荣彪

（河南省）夏祖昌　刘文第　韩新峰　许敬生

（辽宁省）杨关林　康廷国　石　岩　李德新

（四川省）杨殿兴　梁繁荣　余曙光　张　毅

各项目组负责人

王振国（山东省）　王旭东（江苏省）　张如青（上海市）

李灿东（福建省）　陈勇毅（浙江省）　焦振廉（陕西省）

蔡永敏（河南省）　鞠宝兆（辽宁省）　和中浚（四川省）

项目专家组

顾　问　马继兴　张灿玾　李经纬

组　长　余瀛鳌

成　员　李致忠　钱超尘　段逸山　严世芸　鲁兆麟
郑金生　林端宜　欧阳兵　高文柱　柳长华
王振国　王旭东　崔　蒙　严季澜　黄龙祥
陈勇毅　张志清

项目办公室（组织工作委员会办公室）

主　任　王振国　王思成

副主任　王振宇　刘群峰　陈榕虎　杨振宁　朱毓梅
刘更生　华中健

成　员　陈丽娜　邱　岳　王　庆　王　鹏　王春燕
郭瑞华　宋咏梅　周　扬　范　磊　张永泰
罗海鹰　王　爽　王　捷　贺晓路　熊智波

秘　书　张丰聪

前言

中医药古籍是传承中华优秀文化的重要载体，也是中医学传承数千年的知识宝库，凝聚着中华民族特有的精神价值、思维方法、生命理论和医疗经验，不仅对于传承中医学术具有重要的历史价值，更是现代中医药科技创新和学术进步的源头和根基。保护和利用好中医药古籍，是弘扬中国优秀传统文化、传承中医学术的必由之路，事关中医药事业发展全局。

1949 年以来，在政府的大力支持和推动下，开展了系统的中医药古籍整理研究。1958 年，国务院科学规划委员会古籍整理出版规划小组在北京成立，负责指导全国的古籍整理出版工作。1982 年，国务院古籍整理出版规划小组召开全国古籍整理出版规划会议，制定了《古籍整理出版规划（1982—1990）》，卫生部先后下达了两批 200 余种中医古籍整理任务，掀起了中医古籍整理研究的新高潮，对中医文化与学术的弘扬、传承和发展，发挥了极其重要的作用，产生了不可估量的深远影响。

2007 年《国务院办公厅关于进一步加强古籍保护工作的意见》明确提出进一步加强古籍整理、出版和研究利用，以及

“保护为主、抢救第一、合理利用、加强管理”的方针。2009年《国务院关于扶持和促进中医药事业发展的若干意见》指出，要“开展中医药古籍普查登记，建立综合信息数据库和珍贵古籍名录，加强整理、出版、研究和利用”。《中医药创新发展规划纲要（2006—2020）》强调继承与创新并重，推动中医药传承与创新发展。

2003～2010年，国家财政多次立项支持中国中医科学院开展针对性中医药古籍抢救保护工作，在中国中医科学院图书馆设立全国唯一的行业古籍保护中心，影印抢救濒危珍本、孤本中医古籍1640余种；整理发布《中国中医古籍总目》；遴选351种孤本收入《中医古籍孤本大全》影印出版；开展了海外中医古籍目录调研和孤本回归工作，收集了11个国家和2个地区137个图书馆的240余种书目，基本摸清流失海外的中医古籍现状，确定国内失传的中医药古籍共有220种，复制出版海外所藏中医药古籍133种。2010年，国家财政部、国家中医药管理局设立“中医药古籍保护与利用能力建设项目”，资助整理400余种中医药古籍，并着眼于加强中医药古籍保护和研究机构建设，培养中医古籍整理研究的后备人才，全面提高中医药古籍保护与利用能力。

在此，国家中医药管理局成立了中医药古籍保护和利用专家组和项目办公室，专家组负责项目指导、咨询、质量把关，项目办公室负责实施过程的统筹协调。专家组成员对古籍整理研究具有丰富的经验，有的专家从事古籍整理研究长达70余年，深知中医药古籍整理研究的重要性、艰巨性与复杂性，履行职责认真务实。专家组从书目确定、版本选择、点校、注释等各方面，为项目实施提供了强有力的专业指导。老一辈专家的学术水平和智慧，是项目成功的重要保证。项目承担单位山东中医药大学、南京中医药大学、上海中医药大学、福建中医药大学、浙江省中医药研究院、陕西省中医药研究院、河南省中医药研究院、辽宁中医药大学、成都中医药大学及所在省市中医药管理部门精心组织，充分发挥区域间互补协作的优势，并得到承担项目出版工作的中国中医药出版社大力配合，全面推进中医药古籍保护与利用网络体系的构建和人才队伍建设，使一批有志于中医学术传承与古籍整理工作的人才凝聚在一起，研究队伍日益壮大，研究水平不断提高。

本着"抢救、保护、发掘、利用"的理念，该项目重点选择近60年未曾出版的重要古医籍，综合考虑所选古籍的保护价值、学术价值和实用价值。400余种中医药古籍涵盖了医经、基础理论、诊法、伤寒金匮、温病、本草、方书、内科、外科、女科、儿科、伤科、眼科、咽喉口齿、针灸推拿、养生、医案医话医论、医史、临证综合等门类，跨越唐、宋、金元、明以迄清末。全部古籍均按照项目办公室组织完成的行业标准《中医古籍整理规范》及《中医药古籍整理细则》进行整理校注，绝大多数中医药古籍是第一次校注出版，一批孤本、稿本、抄本更是首次整理面世。对一些重要学术问题的研究成果，则集中收录于各书的"校注说明"或"校注后记"中。

"既出书又出人"是本项目追求的目标。近年来，中医药古籍整理工作形势严峻，老一辈逐渐退出，新一代普遍存在整理研究古籍的经验不足、专业思想不坚定等问题，使中医古籍整理面临人才流失严重、青黄不接的局面。通过本项目实施，搭建平台，完善机制，培养队伍，提升能力，经过近5年的建设，锻炼了一批优秀人才，老中青三代齐聚一堂，有效地稳定了研究队伍，为中医药古籍整理工作的开展和中医文化与学术的传承提供必备的知识和人才储备。

本项目的实施与《中国古医籍整理丛书》的出版，对于加强中医药古籍文献研究队伍建设、建立古籍研究平台，提高古籍整理水平均具有积极的推动作用，对弘扬我国优秀传统文化，推进中医药继承创新，进一步发挥中医药服务民众的养生保健与防病治病作用将产生深远影响。

第九届、第十届全国人大常委会副委员长许嘉璐先生，国家卫生计生委副主任、国家中医药管理局局长、中华中医药学会会长王国强先生，我国著名医史文献专家、中国中医科学院马继兴先生在百忙之中为丛书作序，我们深表敬意和感谢。

由于参与校注整理工作的人员较多，水平不一，诸多方面尚未臻完善，希望专家、读者不吝赐教。

国家中医药管理局中医药古籍保护与利用能力建设项目办公室

二〇一四年十二月

许序

"中医"之名立，迄今不逾百年，所以冠以"中"字者，以别于"洋"与"西"也。慎思之，明辨之，斯名之出，无奈耳，或亦时人不甘泯没而特标其犹在之举也。

前此，祖传医术（今世方称为"学"）绵延数千载，救民无数；华夏屡遭时疫，皆仰之以度困厄。中华民族之未如印第安遭染殖民者所携疾病而族灭者，中医之功也。

医兴则国兴，国强则医强。百年运衰，岂但国土肢解，五千年文明亦不得全，非遭泯灭，即蒙冤扭曲。西方医学以其捷便速效，始则为传教之利器，继则以"科学"之冕畅行于中华。中医虽为内外所夹击，斥之为蒙昧，为伪医，然四亿同胞衣食不保，得获西医之益者甚寡，中医犹为人民之所赖。虽然，中国医学日益陵替，乃不可免，势使之然也。呜呼！覆巢之下安有完卵？

嗣后，国家新生，中医旋即得以重振，与西医并举，探寻结合之路。今也，中华诸多文化，自民俗、礼仪、工艺、戏曲、历史、文学，以至伦理、信仰，皆渐复起，中国医学之兴乃属必然。

迄今中医犹为国家医疗系统之辅，城市尤甚。何哉？盖一则西医赖声、光、电技术而于20世纪发展极速，中医则难见其进。二则国人惊羡西医之“立竿见影”，遂以为其事事胜于中医。然西医已自觉将入绝境：其若干医法正负效应相若，甚或负远逾于正；研究医理者，渐知人乃一整体，心、身非如中世纪所认定为二对立物，且人体亦非宇宙之中心，仅为其一小单位，与宇宙万象万物息息相关。认识至此，其已向中国医学之理念“靠拢”矣，虽彼未必知中国医学何如也。唯其不知中国医理何如，纯由其实践而有所悟，益以证中国之认识人体不为伪，亦不为玄虚。然国人知此趋向者，几人？

国医欲再现宋明清高峰，成国中主流医学，则一须继承，一须创新。继承则必深研原典，激清汰浊，复吸纳西医及我藏、蒙、维、回、苗、彝诸民族医术之精华；创新之道，在于今之科技，既用其器，亦参照其道，反思己之医理，审问之，笃行之，深化之，普及之，于普及中认知人体及环境古今之异，以建成当代国医理论。欲达于斯境，或需百年欤？予恐西医既已醒悟，若加力吸收中医精粹，促中医西医深度结合，形成21世纪之新医学，届时“制高点”将在何方？国人于此转折之机，能不忧虑而奋力乎？

予所谓深研之原典，非指一二习见之书、千古权威之作；就医界整体言之，所传所承自应为医籍之全部。盖后世名医所著，乃其秉诸前人所述，总结终生行医用药经验所得，自当已成今世、后世之要籍。

盛世修典，信然。盖典籍得修，方可言传言承。虽前此50余载已启医籍整理、出版之役，惜旋即中辍。阅20载再兴整理、出版之潮，世所罕见之要籍千余部陆续问世，洋洋大观。

今复有“中医药古籍保护与利用能力建设”之工程，集九省市专家，历经五载，董理出版自唐迄清医籍，都400余种，凡中医之基础医理、伤寒、温病及各科诊治、医案医话、推拿本草，俱涵盖之。

噫！璐既知此，能不胜其悦乎？汇集刻印医籍，自古有之，然孰与今世之盛且精也！自今而后，中国医家及患者，得览斯典，当于前人益敬而畏之矣。中华民族之屡经灾难而益蕃，乃至未来之永续，端赖之也，自今以往岂可不后出转精乎？典籍既蜂出矣，余则有望于来者。

谨序。

第九届、十届全国人大常委会副委员长

許嘉璐

二〇一四年冬

王序

中医学是中华民族在长期生产生活实践中，在与疾病作斗争中逐步形成并不断丰富发展的医学科学，是中国古代科学的瑰宝，为中华民族的繁衍昌盛作出了巨大贡献，对世界文明进步产生了积极影响。时至今日，中医学作为我国医学的特色和重要医药卫生资源，与西医学相互补充、相互促进、协调发展，共同担负着维护和促进人民健康的任务，已成为我国医药卫生事业的重要特征和显著优势。

中医药古籍在存世的中华古籍中占有相当重要的比重，不仅是中医学术传承数千年最为重要的知识载体，也是中医为中华民族繁衍昌盛发挥重要作用的历史见证。中医药典籍不仅承载着中医的学术经验，而且蕴含着中华民族优秀的思想文化，凝聚着中华民族的聪明智慧，是祖先留给我们的宝贵物质财富和精神财富。加强对中医药古籍的保护与利用，既是中医学发展的需要，也是传承中华文化的迫切要求，更是历史赋予我们的责任。

2010 年，国家中医药管理局启动了中医药古籍保护与利用能力建设项目。这既是传承中医药的重要工程，也是弘扬优秀民族文化的重要举措，不仅能够全面推进中医药的有效继承和创新发展，为维护人民健康做出贡献，也能够彰显中华民族的璀璨文化，为实现中华民族伟大复兴的中国梦作出贡献。

相信这项工作一定能造福当今，嘉惠后世，福泽绵长。

国家卫生与计划生育委员会副主任

国家中医药管理局局长

中华中医药学会会长

王国强

二〇一四年十二月

马序

新中国成立以来，党和国家高度重视中医药事业发展，重视古籍的保护、整理和研究工作。自1958年始，国务院先后成立了三届古籍整理出版规划小组，分别由齐燕铭、李一氓、匡亚明担任组长，主持制订了《整理和出版古籍十年规划（1962—1972）》《古籍整理出版规划（1982—1990）》《中国古籍整理出版十年规划和"八五"计划（1991—2000）》等，而第三次规划中医药古籍整理即纳入其中。1982年9月，卫生部下发《1982—1990年中医古籍整理出版规划》，1983年1月，保证了中医古籍整理出版办公室正式成立，中医古籍整理出版规划的实施。2002年2月，《国家古籍整理出版"十五"（2001—2005）重点规划》经新闻出版署和全国古籍整理出版规划领导小组批准，颁布实施。其后，又陆续制定了国家古籍整理出版"十一五"和"十二五"重点规划。国家财政多次立项支持中国中医科学院开展针对性中医药古籍抢救保护工作，文化部在中国中医科学院图书馆专门设立全国唯一的行业古籍保护中心，国家先后投入中医药古籍保护专项经费超过3000万元，影印抢救濒危珍、善、孤本中医古籍1640余种，开展了海外中医古籍目录调研和孤本回归工作。2010年，国家财政部、国家中医药管理局安排国家公共卫生专项资金，设立了“中医药古籍保护与利用能力建设项目”，这是继1982～1986年第一批、第二批重要中医药古籍整理之后的又一次大规模古籍整理工程，重点整理新中国成立后未曾出版的重要古籍，目标是形成并普及规范的通行本、传世本。

为保证项目的顺利实施，项目组特别成立了专家组，承担咨询和技术指导，以及古籍出版之前的审定工作。专家组中的许多成员虽逾古稀之年，但老骥伏枥，孜孜不倦，不仅对项目进行宏观指导和质量把关，更重要的是通过古籍整理，以老带新，言传身教，培养一批中医药古籍整理研究的后备人才，促进了中医药古籍保护和研究机构建设，全面提升了我国中医药古籍保护与利用能力。

作为项目组顾问之一，我深感中医药古籍保护、抢救与整理工作的重要性和紧迫性，也深知传承中医药古籍整理经验任重而道远。令人欣慰的是，在项目实施过程中，我看到了老中青三代的紧密衔接，看到了大家的坚持和努力，看到了年轻一代的成长。相信中医药古籍整理工作的将来会越来越好，中医药学的发展会越来越好。

欣喜之余，以是为序。

中国中医科学院研究员

马继兴

二〇一四年十二月

校注说明

《医学辑要》四卷，清代医籍，流传不广。

一、作者与著作

《医学辑要》作者吴燡，字小珊，清代山阴（今浙江绍兴）人，生卒年代不详，史志未载。吴氏博涉经史，旁通医学，虑泛滥者罔知取材，简陋者囿于肤受，尝采集融会张石顽、沈云将、程国彭等诸家之说，编成《医学辑要》四卷。吴氏外孙陈照评曰："精采名论，加以折衷……约而明，简而该也。"是书现存清刻本及抄本，收藏于中国医学科学院图书馆、天津中医药大学图书馆、南京图书馆等十余家单位。近代浙江绍兴医家裘庆元（吉生）辑《三三医书》中收入该书。

二、底本与校本

《医学辑要》现存刻本有二：一是清道光十六年（1836）刻本，一是清同治七年（1868）山阴陈氏刻本。经对比，除序、跋外，二者内容相同，相互异文甚少，存在个别异体字、俗体字差异。本次整理以清道光十六年（1836）刻本为底本，以清同治七年（1868）山阴陈氏刻本（简称"同治本"）为校本，并参裘庆元（吉生）《三三医书》（简称"裘氏本"）与其他相关古籍进行校勘整。

三、校注原则与方法

在整理研究中，尽力保持原书面貌，以对校为主，辅以本校、他校，慎用理校，通过对比分析、考证推理，对全书进行校勘，并对该书中出现的冷僻费解或有特定含义的字词、术语，用通俗的语言进行解释。

1. 原书为繁体竖排刻本，整理后改为简体横排。自然段落的划分，原则上依底本不改，但个别风格不一致者酌情调整，不出校记说明。

2. 原书正文中卷次之前均有书名，整理后将卷次前书名删除，不出校记说明。

3. 原书注文为双行小字，整理后统一改为单行，用小号字表示，不出校记说明。

4. 原书中异体字、古体字、俗写字，原则上依国家颁布的有关规范标准律齐。如“欬”“脉”“衇”“臥”“恬”等，径改为相应的规范化简体字，不出校记。

5. 底本中使用的通假字原则上不改，于首见处出校记说明。

涉及医药名称者，则依现今通行用法酌情处理，或改为本字，如：“舌胎”改为“舌苔”（胎：通“苔”），“谷牙”改为“谷芽”（牙：通“芽”）等；或不改，如：“黄瘅”不改为“黄疸”（瘅：通“疸”）等。

6. 原书中音近形似（如“日”“曰”不分）及偏旁误用（如“篇帙”误作“萹帙”）文字，或明显的笔画差错残缺等，则径改不出校记。若更改前后文义两可或疑惑者，则出校记说明。

7. 原书中缺笔避讳字，如“弦”“痃”“眩”等均少末笔“丶”，一律径改，不出校记。

8. 原书中个别文字某义项，现今多由他字取代，依现今通行用法径改，不出校记。如“沈”的沉没义及其引申义现在都作“沉”，“脉沈”则改为“脉沉”等。

9. 原书存在部分音义相近文字混用现象，依据文义酌情处理，不出校记。如：黏与粘，形容词用“黏”，动词用“粘”；痠与酸，表示味道或气味用“酸”，表示肢体感觉用“痠”。

10. 原书中同义而前后用字不一者（含通假字、古今字、异体字等），原则上按今通行用法予以律齐。

11. 因版式变更，原书中表示文字位置的方位词“右”统一改为“上”，不出校注。

12. 对原书中出现的难读、异读字词予以注音，在校记中采用汉语拼音加直音的方法，加括号书于被注音字词后。

13. 原书无标点，采用国家颁布的《标点符号用法》（GB/T 15834 – 1995）等有关规定予以标点。

14. 原书中的间隔符“○”一律删除。

15. 方药单独成段时，药物之间用空格不加标点，药后剂量、炮制等文字用另体小字置于药名后。

16. 底本与校本文字互异，如确系底本有误，则据校本改正，并出校记说明，如“胆腋”，据校本改为“胆液”；若难以判定正误或两者文义皆通，则保留底本文字不改，出校记存异，或酌情表示倾向性意见。若异文属一般性词语而无损文义者，或底本不误而显系校本讹误者，则保留底本文字不改，不出校记。若疑底本与校本皆误者，则保留底本文字不改，并出校记说明。

17. 底本与校本文字虽同，若有疑误者，原则上保留原有文字不改，出校记存疑。但确为原书有误者，则改正，并出校记说明依据。

18. 原书采辑他书内容，文字多有省减，不失原义者，则保留不改。如有损原义者，则出校记说明。

19. 字词术语注解，仅限文中含义，不作其他义项诠释和医理发挥。

20. 同一医家名称，原书中存在或用名或用字号等现象，一律依底本原样不改，以存原貌，必要时出校注说明。

21. 药物名称，本着改错存异的原则进行处理。同物而前后名称不同属异名者，则保留底本药名原样不改，如“黄柏”与“黄檗”，必要时出校注说明现今常用名称。

陈　序[1]

医一病救一人，而医医者之病可以救千万人，功德曷有量焉。夫岐黄家，宇内宜不乏精通之技，而卒鲜者，盖以聪明才智之士，毕志于学问事功，无暇及此。即间有及此者，或则师心自用[2]，不遵古法，抑或博涉群说，靡所折衷，下此则愈有不忍言者矣。夫病者不能不求医，而医至则愈促其命，仁人监此，岂不痛欤。余从汇枝分转[3]斋[4]中见吴小珊先生《医学辑要》一书，文不满数万，而论病论方论脉，各分其类，采集名论，简括精详。若使人人家藏一书，人人可晓岐黄之术，不致以性命操于庸医之手，真济世慈航[5]也。抑闻小珊先生，于医书无所不购且读，亦以见仁人君子之用心矣。因是书之梓行，为赘数语以附

---

① 陈序：原无，据文补。

② 师心自用：形容固执己见，自以为是。宋代陆九渊《与张辅之书》："学者大病，在于师心自用。"师心，以己心为师，即只相信自己；自用，按自己的主观意图行事。

③ 分转：官职名。清代都转盐运使司分司运同别称。

④ 斋：房屋。因以为居室、书房的名称。

⑤ 慈航：佛教语，谓佛、菩萨以慈悲之心度人，如航船之济众，使脱离生死苦海，故名。《六因条辨·序》："且方书汗牛充栋，言之当，固济世之慈航。"

其末云。

道光五年岁在乙酉中秋月教弟①江右②陈伯适③棫亭氏拜撰并书

① 教弟：同辈年龄较大者对年龄较小者的自谦称谓。

② 江右：江西的别称。古人在地理上以东为左，以西为右，江西在长江下游以西，故名。江，长江。

③ 陈伯适：清代医家。江西崇仁人，生卒年代不详。精脉理，著有《诊家索隐》。

方　序[①]

东越吴小珊先生，才优学邃，品望重于士大夫。余订交[②]恨晚，每剪烛夜谈[③]，与论古今事，识解超卓，开人神智，兼通岐黄术，旁论偶及，得见所纂《医学辑要》一书，篇帙无多，而择精语详，病证脉情，缕晰条分，井然不紊，于此中三折肱[④]矣。余平日未尝究心于医，然窃怪世之良医不多觏[⑤]者何哉，盖由浅识者或限于见闻，博涉者莫通其要领也。是书简要详明，令人一览了然，开浅见之识，示博涉之归。且令人人读而易记，业是者之良否，即于是辨。而延[⑥]医不为医所误，太平仁寿之宇，无疫疠夭札之伤，则是书之功德曷有量。是不可不请梓而行之，

---

① 方序：原无，据文补。

② 订交：彼此交往结为朋友。《霍乱论·自序》："闻余踪迹，即来订交。"

③ 剪烛夜谈：剪去烛花，深夜畅谈。语出唐代李商隐《夜雨寄北》："何当共剪西窗烛，却话巴山夜雨时。"此借指促膝夜谈。

④ 三折肱：多次断臂。《左传·定公十三年》："三折肱，知为良医。"喻对某事阅历多，富有经验，自能造诣精深。后以"三折肱"指代良医。肱，手臂。

⑤ 觏（gòu 购）：遇见，看见。

⑥ 延：聘请。

以公诸世。

道光五年岁次乙酉中秋月

愚弟梓州①方浦汇枝氏拜撰并书于通州②分司③官署

① 梓州：地名。今属四川。

② 通州：地名。位于长江入海口，今属江苏南通。

③ 分司：盐务管理机构。清时盐运司下设分司，以运同、运副或运判主持分司事务。

目 录

卷 一

医学辑要大纲 …………… 一
形质论 …………………… 二
神色论 …………………… 二
声气论 …………………… 三
看证诀 …………………… 四

卷 二

诊脉诀 ………………… 一四
诸脉主病大略 ………… 二五
死脉 …………………… 三五
妇人脉法 ……………… 三七
幼孩脉法 ……………… 四〇
诸病宜忌脉 …………… 四一

卷 三

经脉心传 ……………… 四七
奇经八脉 ……………… 五九
趺阳少阴脉说 ………… 六一

卷 四

方祖 …………………… 六三
医学要领 ……………… 七二
杂录 …………………… 八二

校注后记 ……………… 八五

卷　一

医学辑要大纲

望谓观其形①之盛衰，色之深浅也，闻谓听其声之重轻，以征气之强弱之也，问谓询其情之苦，欲病之根因也，切即诊脉也，谓诊其脉之阴阳合乎形色也。

经曰：上工望而知之有诸内必形诸外也，中工问而知之，下工脉而知之也。② 好问则裕③，好谋而成者也。

袁大宣④先生云：病犹寇也，药犹兵也，医犹将也。用药以驱病，即用兵以逐寇，是在为将者运用何如耳。⑤不必株守夫常格，拘滞乎成见。弃取不必随人，轻重总归自忖。用一药必获一药之效，而变通之以尽其致；立一方必合群药之力，而参互之以奏厥功。苟非药性娴熟而深究其微，又乌能变化随心哉。业患不能精，行成于思也。

---

① 形：同治本作“气”。

② 上工……知之：语本《伤寒论·平脉法》。

③ 好问则裕：勤于向别人请教，学识就会丰富。裕，丰富。

④ 袁大宣：即清代医家袁句。袁氏，字大宣，号双梧主人。河南洛阳人，生卒年代不详。曾任职于刑部。精医药。因其儿女半伤于痘，乃精研痘科，历十六载，撰《天花精言》六卷（又名《痘症精言》）。

⑤ 病犹寇……何如耳：语本《古今医统大全·通用诸方》，文字有所不同。

形质论张石顽[①]先生

肌之滑涩，征津液之盛衰也。

理之疏密，征营卫之弱强也。

肉之软坚，征胃气之虚实也。

筋之粗细，征肝血之充馁[②]也。

骨之大小，征肾气之勇怯也。

爪之刚柔，征胆液[③]之淳清也。

指之肥瘦，征经气之荣枯也。

掌之厚薄，征气之丰歉也。

皮之寒热，征里之阴阳也。皮肤热甚，脉盛躁者，病温也。其脉盛而滑者，病且出也。皮肤寒，其脉小者，或泄而少气也。

神色论

面色青黑黯惨，无论病之新久，终属阳气不振也。

黄色现于面目而不索泽者，病向愈之候也。

眼胞[④]上下如烟煤者，寒痰也。

---

① 张石顽：即清代医家张璐（1617—约1699）。张氏，字路玉，晚号石顽老人。江南长州人（今江苏苏州）。与喻昌、吴谦齐名，被称为我国清初三大医家之一。著述很多，晚年撰《张氏医通》尤为著名。

② 充馁：充满或不足。馁，贫乏。

③ 液：原作"腋"，据同治本改。

④ 眼胞：即眼睑。

眼黑颊赤者，热痰也。

眼黑而行步艰难呻吟者，痰饮入骨也。

眼黑而面带土色，四肢痿痹，屈伸不便者，风痰也。

病人见黄色光泽者，为有胃气，不死也。

病人面色干黄者，为津液枯槁，多凶也。

目睛黄者，非瘅[1]即衄也。

目黄大烦，为病进也。

平人口鼻耳目黑气现者，危也。

赤色见于两颧，黑气现于神庭，乃大气[2]入于心肾，暴亡之兆也。

声气论

病剧而声音清朗如常者，形病气不病也。

初病即气壅声浊者，邪干清道也。

病未久而语声不续者，其人中气本虚也。

言迟者风也，行迟者表强也。

多言者，火之用事也。

声如从室中言者，中气之湿也。

言而微，终日乃复言者，正气之夺也。

衣被不敛，言语善恶不避亲疏者，神明之乱也。

---

① 瘅：指黄瘅，即黄疸。瘅，通"疸"。金代成无已《伤寒明理论·发黄》："瘅者，黄也。"

② 大气：此指亢盛的邪气。《灵枢·病传》："大气入藏，腹痛下淫，可以致死，不可以致生。"

出言懒怯，先重后轻者，内伤元气也。

出言壮厉，先轻后重者，外感客邪也。

攒眉[①]呻吟者，头痛也。

噫于介切气以手抚心者，中脘痛也。

摇头以手扪腮者，齿颊痛也。

呻吟不能转身，坐而下一脚者，腰痛也。坐而伏者，短气也。呻吟不能行步者，腰脚痛也。

诊时吁气[②]者，郁结也。

摇头言者，里痛也。护腹如怀卵者，心痛也。

形羸声哑者，劳瘵，咽中有肺花疮也。

暴哑者，或风痰伏火，或怒喊哀号所致也。

语言謇涩者，风痰也。

诊时独言独语，不知首尾者，思虑伤神也。

诊时呻者痛也，欠者无病也。

伤寒坏病，唇口有疮者，狐惑也。

平人无寒热，短气不足以息者，痰火也。

看证诀程钟龄[③]先生

口鼻气粗，疾出疾入者，外感也。邪气有余。

---

① 攒眉：皱眉，表示不愉快。

② 吁气：叹气。

③ 程钟龄：即清代医家程国彭（1662—1735）。程氏，字钟龄，号恒阳子。天都（今安徽歙县）人。晚年隐居普陀（属浙江）寺修行，法号普明子。以医闻名，著《医学心悟》颇为流行，其中用药八法为后世医家所采用，至今仍被重视。另著《外科十法》一卷。

口鼻气微，徐出徐入者，内伤也。正气不足。

发热而静默者，邪在表也。

发热而动躁者，邪在里也。里证有阴阳之异：喜向内睡者阴也，喜向外睡者阳也；喜仰面卧者多热也，喜覆身卧者多寒也；喜伸脚睡者为热，喜蜷脚睡者为寒也。

病人衣被全覆，手脚不露者，身必恶寒也。非表证即直中证矣。

病人扬手露脚者，身必恶热，邪入腑也。

衣被全覆，昏昏而睡者，真热假寒，阳极似阴也。

假渴烦躁，欲坐卧泥水中者，真寒假热，阴极似阳也。

阙庭光泽，伤于风也。阙庭暗晦，伤于寒也。黄色明润者吉，黑色枯槁者凶。

面色青黑者，为寒为直中，阴证也。

面色紫赤者，为热为传经，里证也。若已发汗后，面赤色盛，此表邪出不彻也，当重表之。

合面赤色者，乃阴盛格阳，是为戴阳之候也。宜急温之，以通阳气，不可误作热证治也。

面色黄者，虽恶证尚可疗也。黄欲如罗裹雄黄，忌如黄土色。赤白者次之。赤欲如帛裹朱，忌如赭色。白欲如鹅羽，忌如盐色也。青黑者，凶多吉少矣。青欲如苍璧之泽，忌如蓝色。黑欲如重漆之光，忌地苍色。五色须以明润为主，不宜枯槁。然五色精华尽现者，其寿亦不能久也。

鼻头即明堂也色青者，腹中痛也。色微黑者，痰饮也。色黄者，湿热也。色白者，气虚也。色赤者，肺热也。伤寒鼻孔干燥者，乃邪热在阳明肌肉之中，久之必衄血也。病人欲嚏而不能者，寒也。鼻塞流浊涕者，风热也。鼻塞流清涕者，风寒也。病人睡而鼾者卧而有鼻息也，风温也。鼻孔干燥，黑如烟煤者，阳毒热甚也。鼻孔出冷气，滑而黑者，阴毒冷极也。鼻孔煽张者，为肺气将绝也。产妇鼻起黑气，或鼻衄者，为胃败肺绝之危候也。古方用二味参苏饮加附子救之，多有得生者。

唇干而焦者，邪在肌肉也。焦而红者，病易愈也。焦而黑者，为难治也。赤而肿者，肌肉热甚也。色青黑者，冷极也。上唇有疮，虫食其脏也。为之狐证。下唇有疮，虫食其肛也。为之惑证。病中若见唇卷、唇青、唇黑、唇颤者，皆死证也。频进参、附，或百中一生也。

口苦者，胆热也。口甜者，脾热也。口酸者，肝热也。口辛者，肺热也。口咸者，肾热也。口淡者，胃热也。口涩者，肝邪逆于肺也。口燥咽干而渴者，热邪传入肾经，真水不能上注于华池①也。须急下之，以救肾家将涸之水。口不燥，咽不干，频欲饮热汤者，肾气虚寒也。小便之色必白。口渴尿赤者，邪入膀胱，湿热相聚也。自汗脉浮者，宜渗利之。无汗脉紧者，忌渗利也。口噤难言者，或为痉病头摇

---

① 华池：此指口腔。其形状凹下，有唾液分泌，故称。《太平御览》卷三六七引《养生经》："口为华池。"

口噤，背反张者，太阳痉也。口噤胸满，卧不著①席，脚挛急，大便闭结不通，必齘齿，胃腑之实热也，或为寒中猝然口鼻气冷，手足厥冷，或腹痛下利清谷，或身体强硬，四肢战摇，或为痰迷心窍六脉沉细，痰壅喉响，各不相等也。环口黧黑，口张气直，或如鱼口，或气出不返，皆难治也。

耳轮红润者，病易愈也。耳轮枯槁者，凶多吉少也。耳轮薄而白，薄而黑，薄而青，或焦如炭色者，皆为肾败，死期近也。耳聋及耳中痛者，乃邪在半表半里，属于少阳，和解之可已②也。耳聋而兼舌卷唇青者，死证也。

目开欲见人者，阳证也。病而如常了然者，邪未传里也。目赤目黄者，邪已入里也。目闭不欲见人者，阴证也。目昏暗不明者，邪热在内，消灼肾水也。肾水枯竭，故目不明，宜急用大承气汤下之。盖寒则目清，未有寒甚而目不见者也。目瞑翕目也者，将衄血也。目睛黄者，湿热壅遏所致，将发黄瘅也。黄有湿热、寒湿之别，色如橘子柏皮，因火气而光彩，此名阳黄，湿热也。色暗而不明，或手足厥冷，脉沉细，此名阴黄，乃寒湿也。目反上视，横目斜视，瞪目直视，及眼胞忽然陷下者，乃五脏绝也。杂病忽然双目不明者，此气虚而脱也。用人参膏主之。脱阴目瞀者，此血脱也。邪热则下之，虚则补之，然此已危险之极也。

舌黑津润，不破裂干燥者，直中寒证也。舌津液如

---

① 著（zhuó 浊）：附着。著，为“着”的本字。

② 已：谓病愈。

常，邪在表而未传里也。舌苔白而滑者，邪在少阳，半表半里之证也。舌苔黄而干燥者，邪已入里也。胃热甚宜下之。舌苔黑而有芒刺，破裂干枯者，邪热盛极也。肾水枯涸，至重之候，应急下之。寒证舌黑者，本色也。温之即瘥。热证反赤为黄，反黄为黑者，乃热极反兼水化，至危之候也。舌肿胀，或重舌，或木舌，或舌苔黄而生芒刺，皆热甚也。至若舌硬、舌强、舌短缩、舌卷，神气昏乱，语言不清者，皆危险之极也。阴阳易病，舌胀大出口外者，危恶甚也。用纸撚[①]蘸蓖麻油烧烟熏之可收，然病愈不易易也。张诞先先生《伤寒舌鉴》一百二十图[②]甚为明了，宜细玩也。

身轻自能转动者，病易愈也。身体沉重，转侧须人者，病深也。身重须以兼证辨之，不可以概论也。如骨节烦疼，不呕不渴，脉虚浮而涩，不能自转侧者，此表寒，风湿相搏也，宜桂附汤。如四肢沉重疼痛，腹痛下利，不能自转侧者，此里寒，少阴病也，宜真武汤。发汗已，身犹灼热，脉浮，汗出，多眠鼻鼾，不能自转侧者，此表寒束其里热，风温也，宜萎蕤汤。腹满面垢，口不仁，自汗出，谵语遗尿，不能自转侧者，此表里皆热，三阳合病也，宜白虎汤。少腹里急少气，气上冲胸，眼中生花，不能自转侧者，此里虚且寒，阴阳易病也，附子理中汤。身重厥冷，蜷卧，无热恶寒，闭目不欲向明，不欲见人者，阴证也。身痛如被杖，身重

---

① 纸撚：即纸捻，以纸搓成的条状物。撚，同“捻”。

② 张诞先……图：张诞先，即清代医家张登。张氏，字诞先，生卒不详，约生活于17世纪，系名医张璐之子。参照《观舌心法》删繁正误，并结合自己的经验，编成《伤寒舌鉴》，书中绘有图例一百二十幅。

如山而不能转侧者，阴毒也。手足抽搐，角弓反张者，痉也。痉有三阳经络之殊，有胃腑实热所致，有三阴中寒所发，有内伤气血虚弱而发，宜辨别按证而施治也。身痛如绳束者，太阳表证也。

头重视身者，天柱骨倒而元气败也。头摇不止，发直如妆及头上撺者，皆绝证也。头痛连脑及项脊者，太阳表证也。头痛连额及面目者，阳明证也。头痛连耳前后并额角者，少阳证也。头痛而口渴便闭，尿赤短数者，阳明腑热熏蒸[①]也。头痛恶寒发热者，外感风寒也。三阴本无头痛，其有之者，必直中而兼外感也。至厥阴头痛，脉浮者，乃伤寒传经至此而然，是里邪欲达于表，宜微汗之也。头痛筋脉抽搐，或鼻流浊涕而塞者，风热也。宜清空膏。头痛连眼角，昼轻夜重者，血虚也。宜逍遥散。头痛而起核块，或头中鸣者，雷头风也。多属痰火，宜清震汤。头痛连脑及齿，手足厥冷，口鼻气冷者，客寒犯脑也。宜羌活附子汤。头痛口渴饮冷，头筋扛起，脉洪大者，胃火上冲也。宜加味升麻汤。头痛胸膈烦满，动则眩晕者，痰厥也。宜半夏白术天麻汤。头痛而重，足浮腰瘘膝软者，肾厥也。肾有真水真火，须分别之。水虚者，脉必数而无力，宜用六味丸。火虚者，脉必大而无力，宜用八味丸。头肿大，甚如斗者，乃火郁也。即大头天行也。其感之轻者，则肿在耳前后，名曰发颐，宜

① 熏蒸：底本作"熏烝"，据同治本改。烝，热气上升，后作"蒸"。

用普济消毒饮。头痛手足青至节者，乃阳气大虚，脑受邪侵，真头痛也。证甚危险，速用补中益气汤加川芎、附子、蔓荆子，兼进八味丸，或有得生者，不可轻忽也。破脑伤风者，风从破处而入，其证多发搐搦也。宜防风散。眉棱骨痛，或眼眶痛者，肝经病也。血虚者，见光则痛，宜逍遥散。风热者，痛不可开，宜清空膏。

胸痛者，邪气初传入里而未深入也。宜用柴胡汤加枳壳，或本方对小陷胸汤。胸痛满而气喘者，风寒在肺也。宜甘桔汤加理气散风药。伤寒胸不痛满者，邪气在表也。胸痛胀满，未经下过者，半表半里之证也。若已下过而痛甚者，恐成结胸也。邪之传与不传，以此可消息矣。寻常胸中胀满，多由饮食填塞，吐之即已也。

腹痛乍作乍止，脉洪有力者，热也。芍药甘草汤加黄连。如腹痛嗳腐吞酸，饱闷膨胀，腹中有一条扛起者，食积也。宜保和丸。消之而痛不止，便闭不行而拒按者宜三黄枳术丸下之，下后以手按仍痛者，积未尽也。仍用平药以再消之。消导攻下之后，遂至恶冷喜热者，渐变寒中也。须易温中之剂。腹痛绵绵不已，脉迟无力者，寒也。宜香砂理中汤。如腹痛而兼饱闷胀满，是有食积，不便骤补。宜用香砂二陈汤加姜、桂、楂、朴、谷芽[①]温而消之。消之而痛不止，大便反闭，名曰阴结宜木香丸热药下之，下后仍用温剂和之可也。

① 芽：原作“牙”，据裘氏本改。牙，通“芽”。

腹痛走注无定者，浊气壅塞也。宜木香调气散。腹痛呆板不移者，瘀血积聚也。宜泽兰汤行之。腹痛而唇有斑点，饥时更甚者，虫啮[①]也。用化虫丸。腹痛而吐泻者，伤暑霍乱也。宜四味香薷饮。腹痛欲吐不得吐，欲泻不得泻，变在须臾者，干霍乱也。俗名曰搅肠沙。更有遍体紫黑者，乌沙胀也。此二证势极凶险，刻不可待，急用刀头烧盐和阴阳水吐之，或用四陈汤服之，外用武侯平安散点左右大眼角，庶几十中生一也。腹痛当脐中，转侧作水声，小便如淋者，腹内痈也。宜用牡丹皮散。伤寒以手按腹，若不痛胀者，邪未入里也；按之而腹满痛，嗌干口燥，脉沉实者，少阳之邪传入太阴经，肝木乘脾也。宜小柴胡汤去参，加芍药和之。和之而腹胀不减，痛不止者，里实之证也。宜大柴胡汤下之。如自利，去大黄，易黄连。太阳证为医误下因而腹满痛者，此内陷之邪也。宜用桂枝倍芍药。其大实痛者，宜加大黄。若腹胀时减，痛则绵绵者，此里证未实，但可清之，不可攻也。至直中腹痛，则不由阳经传来，其证必腹满而吐，食不下，自利气冷，脉必沉迟也。宜理中汤。

小腹硬痛者，伤寒邪热传至厥阴经也。浊阴凝聚，宜急下之。小腹硬痛而小便自利，大便黑色者，蓄血证也。宜桃仁承气汤攻之。小腹胀满而小便不通，大便如常者，膀胱蓄水也。口渴者，热在上焦气分也，宜四苓散加栀、芩。不渴者，热

① 啮（niè 聂）：咬。

在下焦血分也，宜滋肾丸滋化原。小腹绕脐硬痛，小便数而短赤者，燥粪证也。宜大承气汤以下之。小腹冷痛，小便清长者，寒邪直中厥阴也。宜急温之。直中证，舌虽短缩而润泽；传邪证，舌必焦燥津枯，寒热天渊①也。寻常小腹痛者，多属疝瘕、奔豚、痃癖、癥积、带下也。三阴急为疝，三阳急为瘕，冷气上冲为奔豚，筋扛起如弓弦为痃，嗜好积聚不化成形为癖，瘀血凝滞成块不动作痛为癥，女子带下皆由脾虚感湿也。

手指尖冷者，寒也。手指尖温者，风也。指甲紫色者，热极也。指甲白色者，血亏也。指甲黑而青者，毒甚也。手心冷者，寒中之也。手心热者，风邪也。

小便白而多者，寒也。小便黄而少者，热也。小便赤者，热极也。小便点滴不通者，癃闭②也。渴者，热在上焦气分也。不渴者，热在下焦血分。小便不禁者，脬③气不固也。肝气热则阴挺失职，宜逍遥散。中气虚则不能统摄，宜十补汤。小便自遗者，肾败也。急用附子理中汤频频灌之，或可救得十中之一二。

大便不通，燥渴谵语者，阳明胃热实闭也。宜用小承气汤。老人精血不足，产妇气血两虚，以致大便不润者，虚闭也。血不足用四物汤加润药，气血两亏则宜用八珍汤。大便不通，口燥唇焦，舌苔黄，小便赤，喜冷恶热者，阳结也。

① 天渊：天上与深渊，比喻差别特别大。

② 癃闭：裘氏本作“闭”，疑底本衍“癃”字。《类证治裁·闭癃遗溺》：“闭者小便不通，癃者小便不利。”

③ 脬：膀胱的别称。

宜三黄枳术丸。大便不通，唇淡口和，舌苔白，小便清，喜热恶冷者，阴结也。宜用理中汤加归芍。阳结者，脉浮而数，能食，十七日当剧。阴结者，脉沉而迟，不能食，身体重，十四日当剧。剧者里急下重，且满且痛，不可再待时日，宜早图而下之。凡病后津液伤甚者，多见此证也。大便前出，小便后出者，交肠①证也。宜五苓散。大便小便俱由前出者乃血液枯涸，气血衰败也，多服大剂八珍汤，或可稍延岁月耳，不治之证也。大便溏者，受寒也。大便欲解不解者，血少也。大便不实，口渴尿赤，下泻腹垢者，湿热也。神术散加连翘。大便不实，下泻清谷者，湿寒也。神术散加炮姜、木香，其证必尿清而口和。大便不实，胸满痞闷，嗳腐吞酸，泻下臭秽者，食积也。神术散加楂、芽、神曲，治泻须利小便，然必食积既消，方可利之，不宜草率。大便不实，食少泻频，面色㿠白者，脾虚也。宜用香砂六君子汤。兼寒者，加姜、桂、附子。大便不实，五更天明依时而泄者，肾虚也。宜加味七神丸。

凡病中循衣摸床，两手撮空者，此神去而魂乱也。至于大肉尽脱，九候虽调，终亦必亡也。

① 交肠：指大便时有尿液从肛门流出，小便时有粪质自尿道排出。

卷 二

诊脉诀沈云将[①]先生

脉分三部有左有右，上部曰寸，为阳长六分，始自鱼际，即大指下节与小臂骨相交处也；中部曰关，为半阳半阴长六分，居小高骨之内，其前二分通乎寸为阳，故阳数九也；后三分通乎尺为阴，故阴数十也。所谓半阳半阴，由是故耳；下部曰尺，为阴长七分，居于关之后。统摄三部者，曰寸口左为人迎，右为气口。部各三候，曰浮主皮肤以候表、曰中主肌肉以候胃气也、曰沉主筋骨以候里。所谓三部九候者，指一手而言也。长人脉长，疏排指取。短人脉短，密排指取。老人脉软，浮取。肥人脉细，重取。小儿脉缓，瘦人脉大，皆宜轻取。至于反关脉，三部俱在臂侧。鱼际脉在寸口之上，大小脉两手不同。六阴脉皆沉，六阳脉皆浮。其有两手清微无脉者，乃贵重之人。更有六脉平和者，非仙即怪。必须细心推究，不可概论也。

人之体躬，有阴有阳。阴曰营统血而行脉中，寒则伤营，阳曰卫统气而行脉外，风则伤卫。

脉之至数，定于呼吸。呼者气之出，脉之来也。吸者气之

---

① 沈云将：即清代医家沈李龙。沈氏，字云将。檇李（今浙江嘉兴）人，生卒年代不详。通医学。因抱病年余，深知病由口入，故于日用饮食之外，殊切戒严。尝广辑群书，摘其精要，益以见闻，著《食物本草会纂》十二卷。

入，脉之去也。一呼一吸，为之息。一息而脉四动闰以太息，故五动亦为和，无疾病者也。三动为迟，阳气衰也。二动为败，阳气衰甚也。一息一动，危殆极矣。六动为数，阴气衰也。七动为极，阴气衰甚也。八动为脱，气血两亏也。九动为死矣。迟、败、数、极四者，其脉中候有力则为有神，沉候有力则为有根，而两尺之沉候又为根中之根也。《脉诀》云：寸关虽无，尺犹未绝，如此之流，何忧殒灭。① 洵非虚语。倘根蒂已坏，即逢长桑君，亦无所施伎矣。至于一息而脉十动以外，与夫两息而脉一动者，此则散而为变也。迟、败二者，寒也。数、极二者，热也。

脉分来气之出也，阳也。自骨肉之分而上于皮肤之际，乃气之升，故以候表、去气之入也，阴也。自皮肤之际而下于筋骨之间，乃气之降，故以候里、疾气有余也、迟气不足也、反病在里也、覆病在表也，以征内外、虚实、表里、盛衰也。来疾去迟，内虚外实也。来迟去疾，内实外虚也。来小去大为之反，病在里，阴盛也。来大去小为之覆，病在表，阳盛也。

寸口通指寸、关、尺而言也之营卫所以别脉之盛衰，候人之强弱也。卫主气为阳，以候表。脉随指有力，卫气盛也，谓之高，高者长也。脉随指无力，卫气弱也，谓之惵，惵者恍惚也。卫气和平曰缓，缓者胃气有余也。胃气有余，则颜色声音毛发鲜泽矣。营主血为阴，以候里。脉随指有力，营血盛也，谓之章，章者明也。脉随指无力，营血弱也，谓之卑，卑者缩下也。营血和平曰迟，迟者脾阴充足也。脾阴充足，则骨髓肌肉丰满坚固矣。营卫两盛谓之纲，有余总揽之

① 脉诀……殒灭：语见清代程国彭《医学心悟·脉法金针》。

意也。营卫不足谓之损，有消缩之意也。营卫刚柔相得，和缓之脉同见，则谓之强，强者即颜色之鲜丽而血肉丰盈，其人之壮健可知也。

浮、中、沉三候，分主皮脉肉筋骨，以应五脏之诊法也。肺浮主于皮毛，心浮主于血脉，脾在浮沉之间而主乎肌肉故以候中，肝沉主于筋力，肾沉主于骨髓也。下指有轻重差等①，以候五脏之气也。与皮毛相得者肺也，下指宜如三豆重以候之。与血脉相得者心也，下指宜如六豆重以候之。与肌肉相等者脾也，宜如九豆重以候之。与筋相平者肝也，宜如十二豆重以候之。按之至骨，举之来疾者肾也。各随所主之部以候脏气也。豆之谓者，约略轻重而譬之，不必拘执以为绳尺也。至于左右两手，亦各有寸关尺，所主分位，须应照此三候取之，以分表里也。

寸口脉通指三部言也有浮、沉、迟、数，以候表里脏腑之诊法也。脉浮病在表，脉沉病在里，脉数病在腑，脉迟病在脏。浮者皮肤取而得之，沉者筋骨取而得之。数者一息脉六动，为阳，故在腑。迟者一息脉三动，为阴，故在脏。张石顽先生曰：此节全重于迟为在脏一句。设脉见浮迟，虽有表证，只应以小建中和之，非麻黄、青龙所宜，以脏气本虚也。至于诸阳虽皆属腑，诸阴虽皆属脏，然伤寒中之传变亦有数而入脏，迟而入腑者，非可执此概论也。

缓脉有二义，须分而言之也。阳脉浮大而软，阴脉浮大而软，谓浮中沉三候阴阳同等也，名曰缓，此和缓之义，以脉至数无多寡而言也。若脉来一息四动，按之大而慢，似迟而实非迟，亦谓之缓，此宽缓之义，以脉之急慢而言也。张石顽先生曰：脉虽浮大而软，按之不绝者为缓。如按之即无者是虚脉，按之而一息不及四至者

① 差等：等级，区别。

是迟脉，皆非缓脉也。[①]

两手十二经脉，系乎五脏六腑，有里有表，各应其当王[②]之时而然也，遇克则死可期矣。

左寸里为手少阴心经火脏也。立夏心脉当王，火盛故，其脉洪也。然洪之中须有长大和缓之意，始谓之有胃气，虽病易愈也。若洪而少长大和缓者，谓之洪多胃少，是心病脉也。若但得洪而全无长大和缓意者，谓之无胃，是心死脉也。设非夏令而心脉洪，则为邪盛矣。夏而心脉沉，至冬当死。

左寸表为手太阳小肠经心之腑也。

左关里为足厥阴肝经木脏也。立春肝脉当王，木盛故，其脉略弦也。然略弦之中须有软弱而长之意，始谓之有胃气，虽病易愈也。若略弦而少软弱与长者，谓之弦多胃少，是肝病脉也。若但得略弦而全无软弱而长者，谓之无胃，是肝死脉也。至于肝脉纯弦，即值春令，已如树木之将枯，枝干之干硬，不能久延，况非其时，又安有所希望耶？春而肝脉得毛浮者，至秋当死。

左关表为足少阳胆经肝之腑也。

左尺里为足少阴肾经水脏也。立冬肾脉当王，水盛故，其脉沉也。然沉之中须有滑软之意，始谓之有胃气，虽病易愈也。若沉滑而少软和者，谓之沉多胃少，是肾病脉也。若但得沉而全无滑软意者，谓之无胃，是肾死脉也。非冬令而肾脉沉者，则为阴寒入里也。

左尺表为足太阳膀胱亦谓之脬经肾之腑也。

---

① 张石顽……缓脉也：语见《医宗金鉴·订正仲景全书伤寒论注》，文字稍有出入。

② 王（wàng 望）：通“旺”。

右寸里为手太阴肺经金脏也。立秋肺脉当王，金盛故，其脉毛浮也。然毛浮之中须有缓迟之意，始谓之有胃气，虽病易愈也。若毛浮而少缓迟者，谓之浮多胃少，是肺病脉也。若但得毛浮而全无缓迟意者，谓之无胃，是肺死脉也。若毛浮而数，则为病剧。盖数为火，是金逢火化，当发痈肿而难治也。

右寸表为手阳明大肠经肺之腑也。

右关里为足太阴脾经土脏也。脾为坤土，性主厚重，王于四季，其脉与阳寸阴尺同等。浮大而软，无有偏胜，缓而和匀，不浮不沉，不疾不徐，不微不弱者，即为胃气也。杜光庭先生云：欲知死期何以取，古贤推定五般土，阳土须知不遇阴，阴土遇阴当细数。① 阴土者，脾土也。程钟龄先生云：脉有要诀，胃、神、根三字而已。春弦夏洪，秋毛冬石，应乎四时，而其中必兼有和缓悠扬之意，乃为胃气，有则生，少则病，无则死也。② 神者中候也，浮中沉之中也。如六数七极热也，中候有力则有神矣，清之而热即退。如三迟二败寒也，中候有力则有神矣，温之而寒即除。若寒热偏胜，中候无神，清温之剂将何所恃耶？根者沉候应指是也，三部九候以沉分为根，而两尺又为根中之根也。夫胃气者，如桃李核中之仁两片相接处之一线也，所赖以生生③之机者此也，所赖以化化④之妙者此也。

---

① 杜光庭……细数：语见李时珍《濒湖脉学·缓（阴）》。杜光庭：唐末五代著名道教学者。杜氏（850—933），字圣宾（又作宾圣），号东瀛子。处州缙云（今属浙江）人。早年习儒，屡试不第，遂入天台山为道士。兼通医理，尝著《玉函经》等。

② 脉有要诀……则死也：语本清代程国彭《医学心悟·脉法金针》，有所删改。

③ 生生：指事物不断生长。

④ 化化：谓万物变化不已。

右关表为足阳明胃经脾之腑也。

右尺里命门也。亦曰神门，为真火之源，所主精气，鼎峙两肾之间，附脊第十四椎，为水中之火，既济阴阳。男以精气为主，故右尺为命门；女以精血为主，故以左尺为命门，以尺为六脉之根也。越人云：人之有尺，譬如树之有根。水为天一之元，先天之命根也。若肾脉独败，是无根矣。如虚浮无根，是有表无里，孤阳岂能独存乎？若重按无根，不独先天肾水之绝，亦为后天不足之征。仲景所谓营气不足血少故也。[①] 其经脉具详于左尺矣。半表半里为手厥阴经心包络也。诸邪之干心者，皆心包络受之也。诸脉虽属于心，而行于手太阴肺经，然脉之运动，皆由心包络之火，故又以心包络为主也。

右尺表为手少阳经三焦也。上焦如雾，中焦如沥[②]，下焦如渎，有象无质，即上中下三部脏腑空处是也。岐伯曰：寸以射上焦，关以射中焦，尺以射下焦。此言三焦之脉位也。射者，自下而射于上。其脉即分属寸关尺，凡鼓动之机，莫不本诸三焦，则知六部之中，部部不离三焦之气也。越人谓其有名无形者，以火即气，本无形，非如精津血液之各有其质也。《灵枢·本脏》云：肾应骨，三焦

---

① 越人……故也：语本《诊宗三昧·口问十二则·问神门脉》，稍有删改。所引越人语本自《难经·十四难》。越人，战国时期医家。姓秦，名越人，号扁鹊。生卒年代不详。少时学医于长桑君，擅长各科。扁鹊奠定了中医学的切脉诊断方法，开启了中医学的先河。相传中医典籍《难经》为扁鹊所著。

② 沥：疑为“沤”字。《灵枢·营卫生会》：“上焦如雾，中焦如沤，下焦如渎。”

膀胱，厚者密理厚皮，薄者粗理薄皮，急者腠理疏，直者毫毛美而粗，结者毫毛稀也。①

脉有相乘纵横逆顺，以征病之重轻也。五行肝木、心火、脾土、肺金、肾水，此相属也。木乘土、火乘金、土乘水、金乘木、水乘火，是相克也，名曰纵，则病甚也。木乘金、火乘水、土乘木、金乘火、水乘土，是反侮也，名曰横，则病微也。木乘水、火乘木、土乘火、金乘土、水乘金，是倒施也，名曰逆，则病虚也。木乘火、火乘土、土乘金、金乘水、水乘木，是相生也，名曰顺，则病实也。非其时而得之，则为相乘纵横为患最重，逆顺则犹无大害也。乘腑乘脏，宜各就脉证错综以参之也。腑，阳也，浮数阳脉也，以浮数之脉而见于腑，谓之阳乘阳。脏，阴也，迟涩阴脉也，以迟涩之脉而见于脏，谓之阴乘阴。如浮数之脉而见于脏，谓之阳乘阴，又谓之腑乘脏。如迟涩之脉而见于腑，谓之阴乘阳，又谓之脏乘腑。凡阳乘阳与夫阴乘阴者，即为独阳不生，独阴不生也。其阳乘阴者，病虽重亦可疗；阴乘阳者，病即轻纵难愈。所谓阴病见阳脉者生，阳病见阴脉者死是也。阴阳相乘之脉，须辨往来盛虚也。阳不足以胜阴，而与阴俱化则恶寒；阴不足以胜阳，而从阳之化则发热。阴阳之气更盛更虚，阴并则寒，阳并则热。凡疟与往来寒热之脉皆然也。

营卫软弱，所以别阴阳之不足也。营者统血而行于脉中，阴也，弱者脉沉而无力也。阴脉弱则营微血虚而发热，甚则筋急也。卫者统气而行于脉外，阳也，软者脉浮而无力也。阳脉软则卫衰气虚而恶寒，甚则汗流如珠也。

---

① 岐伯……稀也：语本《诊宗三昧·口问十二则·问三焦命门脉》，文字有所删改。

脉有上下，以候阴阳五脏之升降而计生死之期也。寸脉居上，候心肺之阳，主升。升极而降，降不至关，谓之孤阳，是阳绝也。尺脉居下，候肝肾之阴，主降。降极而升，升不至关，谓之独阴，是阴绝也。关居于中，以候脾，所以升降寸尺之出入者也。今上下不至关，是升降出入之气不通，此皆不治，决死也。若阴阳已离，胃气未绝，尚可苟延残息。要知死期，则如经所云，阴胜则阳绝，能[①]夏不能冬；阳胜则阴绝，能冬不能夏；肝死于秋，心死于冬，脾死于春，肺死于夏，肾死于长夏之类是也。推之于日时亦然。

汗出发润，喘不休者，肺先绝也。肺为津液之帅，汗者人之液也，在内为血，在外为汗。出而似汗相著不流者，气尽液也。著于发而黏，故发如润，此津竭也。肺为气之主，喘者疾息也，口张则有呼无吸，故出而不休，此气脱也。**身体大热，形如烟熏，直视摇头者，此心绝也。**心为形之君，神明之主也。阴尽则孤阳外越，故身大热也。色如烟熏者，从火化也。神散则目直视，阳无依则头摇也。**唇吻反青，四肢漐习者，此肝绝也。**吻者，口唇边也，色当赤而黄，乃脾之本。然因被木所克，故从其胜而反青也。肝主筋藏血，血竭则筋脉无所养而引急。漐者，汗出貌也。习者，鸟数飞也。言手足颤动之状，若汗之不期然[②]自出，如鸟之习飞而无已时也。**环口黧黑，柔汗发黄者，此脾绝也。**唇口应于脾，色当黄且赤，今转为水侮而暗黑，则土败可知。柔者，软而腻也。汗者，液也。柔汗者，乃脾之真液，即俗之所谓冷汗是也。黄为土之本色，真

---

① 能（nài 奈）：通“耐”。

② 不期然：没有料想到，此处意为不由自主。

液竭而真象露也。便尿自遗，狂言目反直视者，此肾绝也。[①]肾藏精志而司启闭，二便自遗者，精力尽而禁约弛也。志失则狂言，精不上荣则瞳子不能转而直视也。身汗如油液外亡也，喘而不休气上脱也，水浆不下胃气无也，形体不仁营卫离也，乍静乍乱神无主也，六脉无根则命绝也。

持脉大纲，轻手候之，脉见于皮肤之间者，心肺之应也。心肺在上，故其脉皆浮也浮大而散者，心也。浮涩而短者，肺也，阳也，腑也。重手按之，脉附于筋骨之间者，肝肾之应也。肝肾在下，故其脉皆沉也弦而且长者肝也，沉而软滑者肾也，阴也，脏也。不轻不重，中而取之，脉见于肌肉之间者，脾胃之候也。脾胃在阴阳相适之中，故其脉缓而大也。此五脏不病之脉也。若短小而见于皮肤之间者，阴乘阳也。若洪大而见于肌肉之下者，阳乘阴也。

脉有浮沉，诊分轻重也。左寸先以轻手得之，是小肠，属表；后以重手得之，是心，属里。心在肺下，主血脉，心脉循血脉而行，按至血脉而得为浮；稍加力得，脉道粗大为大；又稍加力得，脉道润软为散。此即上文浮大而散之谓也。若出于血脉之上，见于皮肤之间，是其浮也。若入于血脉之下，见于筋骨之分，是其沉也。右寸先以轻手得之，是大肠，属表；后以重手得之，是肺，属里。肺居最高，主皮毛，肺脉循皮毛而行，按至皮毛而得为浮；稍加力得，脉

---

① 汗出发润……肾绝也：此段五脏绝文字，语本《伤寒论·辨脉法》，文字稍有出入。

道不利为涩；又稍加力，脉道缩入关中，上半指不动，下半指微动为短。此即上文浮涩而短之谓也。若出于皮毛之上，见于皮肤之表，是其浮也。若入于血脉筋肉之分，是其沉也。左关先以轻手取之，是胆，属表；后以重手得之，是肝，属里。肝在脾下，主筋，肝脉循筋而行，按至筋得，脉道如弓弦者为弦；稍加力得，脉道迢迢[①]为长。此即上文弦长之谓也。若出于筋上，见于皮肤血脉之间，是其浮也。若入于筋下，见于骨上，是其沉也。右关先以轻手得之，是胃，属表；后以重手取之，是脾，属里。脾在心下，主肌肉，脾脉循肌肉而行，按至肌肉得，脉道如微风轻扬柳稍之状为缓；稍加力得，脉道敦实者为大。此即上文缓而大之谓也。若出于肌肉之上，见于皮毛之间者，是其浮也。若入于肌肉之下，见于筋骨之分者，是其沉也。左尺先以轻手得之，是膀胱，属表；后以重手取之，是肾，属里。肾在肝下，主骨，肾脉循骨而行，按至骨上得之为沉；重手按之，脉道无力者为软；举指来疾流利者为滑。此即上文沉而软滑之谓也。若出于骨上，见于皮肤血脉筋肉之间，是其浮也。若入而至骨，是其沉也。右尺先以轻手得之，是三焦，为表；再以稍重手得之，是心包络，为半表半里诸邪干心者，皆心包络受之也；更以重手得之，是命门两肾居其左右，为里，为相火，与左尺之气通也男以右尺为命门，女以左尺为命门，余皆无所异也。

---

① 迢（tiáo条）迢：绵长貌。

左手关前曰人迎，以候风、寒、暑、湿、燥、火六气之外因也。浮盛则伤于风，肝脉应之；紧盛则伤于寒，肾脉应之；虚弱则伤于暑，心包络应之；沉细则伤于湿，脾脉应之；滞涩则伤于燥，肺脉应之；虚数则伤于火，心脉应之，火者热也。此皆外因，法当表散渗泄也。

右手关前曰气口，以候喜、怒、忧、思、悲、恐、惊七情之内因也。喜则脉散，心应之；怒则脉软，肝应之；忧则脉涩，肺应之；思则脉结，脾应之；悲则脉紧，心包络应之；恐则脉沉，肾应之；惊则脉动，胆应之。此皆内因，法当温顺以消平之也。

六脉伤损，谓之不内不外因也。心脉虚涩，伤于劳神役虑也；肝脉虚弦，伤于筋力疲极也；肾脉紧，伤于劳役阴阳也；肺脉弱，伤于叫呼损气也；脾脉缓弦，伤于饥饿也；脾脉滑实，伤于饱食也；命门脉微涩，伤于房帏任意也。

脉有表里阴阳主病之异。表病取决于人迎，为阳为腑，外感则人迎脉紧盛也。里病取决于气口，为阴为脏，内伤则气口脉紧盛也。表里皆病，则人迎气口俱紧盛也。男子之脉，左大于右，在关上为顺，寸脉常盛，尺脉常弱，是以不可久泻也。女子之脉，右大于左，在关下为顺，寸脉常弱，尺脉常盛，是以不可久吐也。上部有脉，下部无脉，其人当吐，不吐不死[1]也。上部无脉，下部有脉，病虽重不死。何也？盖人有尺脉，谓有元气，犹树之有根也。凡人左手属阳，关前亦属阳，诸阳为热，汗多亡阳；右手属阴，关后亦属阴，

① 不吐不死：裘氏本作“不吐必死”，疑为“不吐者死”。《难经·十四难》：“上部有脉，下部无脉，其人当吐，不吐者死。”。《脉经·迟疾短长杂脉法》等亦有此文，同《难经》。

诸阴为寒，下多亡阴也。

脉理大要，浮沉迟数滑涩也。浮为阳，主表，为风为虚；沉为阴，主里，为湿为实。迟则在脏，为寒为冷为阴；数则在腑，为热为燥为阳。滑则为血有余，气不足也；涩则为气有余，血不足也。

诸脉主病大略

浮不沉也，如水漂木也，阳也。主病在表，为邪袭三阳经中，鼓搏脉气于外也。为风为虚，为热为痛，为呕为痞，为满为不食，为喘。浮而大为伤风鼻塞，浮而滑疾为宿食，浮滑为饮也。左寸浮，主伤风发热，头疼目眩及风痰。浮而虚迟，为心气不足，心神不安。浮而散，为心气耗虚烦。浮而洪数，为心经热。左关浮，主腹胀。浮而数，风热入于肝经。浮而促，为怒气伤肝，心胸逆满。浮而大，为胸胁胀满。左尺浮，为膀胱风热，小便赤涩。浮而芤，男子小便血，女子崩带。浮而迟，为冷疝脐下痛。右寸浮，为肺感风寒，咳喘清涕，自汗体倦。浮而洪，为肺热而咳。浮而迟，为肺寒喘嗽作欠。右关浮，为脾虚中满不食。浮大而涩，为宿食。浮而迟，为脾胃两虚。右尺浮，为风邪客下焦，大便秘。浮而虚，为元气不足。浮而数，为下焦风热，大便秘。凡瘦人得浮脉，三部相得，曰肌薄。若肥人得之，未有不病者也。

沉不浮也，如石在水底也，阴也。主病在里，为阳气式微，不能统运营气于表也。为阴逆阳郁，为气为实，为热为水，为停饮，为癥瘕，为胁胀，为厥逆，为恐惧，为腰痛，为水滀，为洞泄。沉而细，为少气。沉而迟，为痼冷。沉而滑，为宿食。沉而伏，为霍乱。沉而数，为内热。沉而迟，为内寒。沉而弦，为心腹冷痛。左寸沉，为寒邪，为痛，为胸中寒饮胁疼。左关沉，为伏寒在经，两胁刺痛。沉而弦，为痃癖内痛。左尺沉，为肾脏感寒，腰背冷痛，小便浊而频，男为精冷，女为血结。沉而细，为胫痠阴痒，尿有余沥。右寸沉，肺冷寒痰停蓄，虚喘少气。沉而紧滑，为咳嗽。沉细而滑，为骨蒸寒热，皮毛焦干。右关沉，为胃中寒积，中满吞酸。沉而紧，为悬饮。右尺沉，为病水脚连腰疼。沉而细，为下利，为小便滑，为脐下冷痛。伤寒阳证，两寸沉曰难治；平人两寸沉曰无阳，必艰于寿。

迟一息三至也，阴也。为阳气不显，营气自和之象也。为阴盛阳亏之候，为寒为痛，为不足。浮而迟，为表有寒。沉而迟，为里有寒。两寸沉而迟，为气不足，气寒则缩也。两尺沉而迟，为血不足，血寒则凝也。左寸迟，为心上寒，精神多惨。左关迟，为筋寒急，手足冷，胁下痛。左尺迟，为肾虚，男子便浊，女子不月①。右寸迟，为肺感寒冷痰气短。右关迟，为中焦寒，及脾胃伤冷物不食。沉而迟，为积。右尺迟，为脏寒泄泻，为少腹冷痛，腰脚重。

数一息六至也，阳也。为阳盛阴亏，热邪流薄于经络之象也。为阴虚，为热，为烦满。上为头疼上热，中为脾热口臭，为胃烦呕逆。左为肝热目赤肿，右为小便黄赤，大便秘涩。浮而数为表有热，沉而数为里有热也。脉来数而牢，如银钗之股，为蛊毒。

滑往来流利也，忽浮忽沉也，多血少气也，阳中阴也。为血实气壅之候，为痰为饮，为呕吐，为宿食。浮而滑，为呕逆。沉而滑，为气结。滑而数，为结热。左寸滑，为心热。滑而实大，为心惊舌强。左关滑，为肝热头目为患。左尺滑，为小便淋涩，为尿赤，为茎中痛。右寸滑，为痰饮呕逆。滑而实，为肺热毛发焦，为膈壅咽干，

① 不月：指经闭，或指月经不按月来潮。

为痰嗽，为头目昏，为涕唾黏。右关滑，为脾热口臭，为宿食不化，吐逆。滑而实，为胃热。右尺滑，为相火炎而引饮多，为脐冷腹鸣，或时下利。两寸滑曰痰火，一手独滑曰半身不遂。

涩往来沾滞也，多气少血也，阴也。为血枯，为精涸，为盗汗，为心痛，为不仁。浮而涩，为表恶寒。沉而涩，为里燥涸。两寸涩甚曰液不足，两关涩甚曰血不足，两尺涩甚曰精不足，必艰于嗣也。左寸涩，为心神虚耗不安，为冷气心疼。左关涩，为肝虚血散，为肋胀胁满，为身痛。左尺涩，男子为伤精及疝，女人为月事虚败。若有孕，主胎漏不安。右寸涩，为营卫不和，为上焦冷痞，为气短臂痛。右关涩，为脾弱不食，为胃冷而呕。右尺涩，为大便秘，为津液不足，为小腹寒，为足胫逆冷。

紧纠也，如转索无常，按之虽实而不坚，不似弦脉之端直如琴弦，不似牢脉革脉之强直搏指也。为诸寒收引之象，亦有热因寒束而烦热拘急疼痛者也。为邪风激搏于营卫之间，阴阳相搏也。为痛为寒，为筋挛，为中恶。紧而洪，为痈疽。紧而数，为中毒，为寒热。紧而细，为疝瘕。紧而涩，为寒痹。紧而浮，为伤寒身疼。沉而紧，为腹中有寒，为风痫①。左寸紧，为头热目痛项强。紧而沉，为心中气逆冷痛。左关紧，为心腹满痛，胁痛肋急。紧盛，为伤寒浑身痛。紧而实，为痃癖内胀痛。左尺紧，为腰脚脐下痛，小便难。右寸紧，为鼻塞膈壅。紧而沉滑，为肺实咳嗽。右关紧，为脾腹痛，为吐逆。紧盛，为腹胀伤食。右尺紧，为下焦筑痛②。

---

① 风痫：病证名。是指由风邪引起发作的痫证，临床表现以肢体强直、抽搐为特征。

② 筑痛：跳痛。筑，跳动貌。清代尤怡《伤寒贯珠集·太阳篇下·太阳类病法》："脐上筑者，脐上筑筑然跳动。"

缓脉来不浮不沉，不疾不徐，从容和匀，一息四至或五至者，是无病之正脉也。其脉虽一息四至，举按大而慢者，亦谓之缓也，阴也。为不足，为风为表虚，为弱为疼，为项强，为脚弱，与迟脉之不及至数者相区远甚也。浮而缓，为卫气伤。沉而缓，为营气弱。诸部见缓脉，皆谓之不足，以其不鼓也。左寸缓，为心气虚，为怔忡，为健忘，为项背急痛。左关缓，为风虚眩晕，为腹胁气结。左尺缓，为肾虚冷，为小便数，女人月事多。右寸缓，为肺气浮，言语短气。右关缓，为胃弱气虚。浮而缓，为脾气虚弱。右尺缓，为下寒脚弱，为风气秘滞。浮而缓，为肠风泄泻。沉而缓，为小腹感冷。

虚不实也。浮中沉三候中取重按，脉皆迟大软弱，久按仍不乏根也，为气血两亏之候也，阴也。为暑，为肠澼，为阴亏，为精气不足，为烦满多汗，为惊。若气口脉大而虚者，为内伤于气。若虚大而时显一涩者，为内伤于血也。左寸虚，为惊悸。左关虚，为肝衰。右寸虚，为喘息。右关虚，为脾弱。两尺虚，为肾怯，兼涩者必艰于嗣。

实不虚也。浮中沉三候按之皆有力，大而长也，为三焦气满之候，阴中之阳也。为邪气内盛，非正气本充之谓也。为热为呕，为痛为气塞，为气聚，为食积，为痢。左寸实，心中积热，口舌疮，为咽痛。实而大，为头面风热烦躁，为体疼，为面赤。左关实，为腹胁痛满。实而浮大，为肝盛目暗赤痛。左尺实，为少腹痛，为小便涩。实而滑，为淋沥，为茎痛尿赤。实而大，为膀胱热尿难。实而紧，为腰痛。右寸实，为胸中热，为痰嗽，为烦满。实而浮，为肺热咽喉燥痛，为喘嗽气壅。右关实，为伏阳内蒸，为脾虚食少，为胃气滞。实而浮，为脾热消中，善饥口干，为劳倦。右尺实，为脐下痛，为大便难，或时下痢。

小细而显也，阴也，为元气不足。若两手三部皆小，往来上下皆从，此由禀质之清，不在病例也。若一部独小或一手独小，为病脉也。乍大乍小，为邪祟。前大后小，为头疼目眩。前小后大，为胸满短气。六脉小而急，为疝瘕，在阳为阳不足，在阴为阴不足。若小而按之不衰，久按有力，乃实热固结之象。总因正气不充，不能鼓搏热势于外也。

大应指满溢倍于寻常也，阳也。若两手三部皆大，往来上下自如，此由禀质之厚，不在病例也。大脉有虚实阴阳之异，经云大则病进，是指实大而言也。仲景以大则为虚者，乃盛大少力之谓也。又有下痢未止脉大者，是又以积滞未尽而言，非大则为虚之谓也。有六脉俱大者，为阳有余阴不足也。有偏大于左者，为邪盛于经也。有偏大于右者，为热盛于内也。亦有一部独大者，便以其部断其病之虚实可也。

长指下迢迢过乎本位也，阳也。长而和缓，为气血充盈。长而大，为阳毒内蕴，为三焦烦郁，为壮热。长而软滑，为气治。长而坚搏，为气病。在上主吐，在中主饮，在下主疝。长而洪，为颠狂。尺寸俱长，为阳明受病。两尺修长，主人多寿。女人左关独长，多淫欲。

短指下不及本位也，阴也，为胃气厄塞不能条畅百脉也。为气少，为阴中伏阳，为三焦气壅，为宿食不消。寸不及关为阳绝，尺不及关为阴绝。乍短乍长为邪祟，两寸短为头痛，两关短为宿食，两尺短为胫足冷。凡过于悲哀之人，则其脉多短也。

芤浮沉二候有力，中候无力也。边有中无也，阳中阴也。为失血之候，阴去阳存之脉也。为遗精，为盗汗，为气盈血亏。左寸芤，为吐血，为衄血。左关芤，为胁间血气痛，为腹中瘀血痛，为吐血，为目暗。左尺芤，为小便血，女人月事为病。右寸芤，为胸中积血，为衄为呕。右关芤，为肠痈瘀血，为呕血不食。右尺芤，大便血。

伏脉不出也。重按至骨，指下涩难，委曲求之脉行筋下，附著于骨也。阴也，为阴阳潜伏，关格闭塞之候也。为寒气凝结，为积聚，为疝瘕，为少气，为忧思，为痛甚，为霍乱，为溏泄，为停食，为水气，为营卫气闭而厥逆。如关前得之，为阳伏；如关后得之，为阴伏也。伏而数者，为热厥亢极而兼水化也。伏而迟者，为寒厥阴极而气将绝也。左寸伏，为心气不足，为神不守舍，为深忧抑郁。左关伏，为血冷，为腰脚痛，为胁下有寒气。左尺伏，为肾寒，为精亏，为疝瘕寒痛。右寸伏，为胸中气滞，为寒痰冷积。右关伏，为中脘积块作痛，为脾胃停滞。右尺伏，为脐下冷痛，为下焦虚寒，为腹中痼冷。

洪脉来指下极盛，脉去极衰也。阳也，为阳气满溢，阴气垂绝之象也。为火气亢甚之兆，血气燔灼之候也。为表里皆热，为烦，为咽干，为大小便不通。左寸洪，为心经积热，目赤口疮，头痛内烦。左关洪，为肝热身痛，为四肢浮热。左尺洪，为膀胱热，小便赤涩。右寸洪，为肺热毛焦，为唾黏咽干。洪而紧，为喘急。右关洪，为胃热反胃，为呕吐口干。洪而紧，为胀。右尺洪，为腹满，为大便难，或下血。洪而有力，为实火。洪而无力，为虚火。洪而急，为胀满。洪而滑，为热痰。洪而数，为暴吐，为中毒，诸失血，为遗精白浊盗汗。脉洪为难已。伤寒汗后，脉洪则死。

软柔而无力也。脉来如絮浮水面，轻取乍来，重取乍去，为胃气不充之象也。阴也，真火不足也。为内伤，为虚劳，为泄泻，为少食，为自汗，为喘乏，为精伤，为痿弱，为少气，为无血，为下冷。左寸软，为心虚易惊，为盗汗短气。左关软，为营卫不和，精神离散，为体虚少力。左尺软，为小便数，自汗多，男为伤精，女为脱血。右寸软，为哄热憎寒，气乏体虚。右关软，为脾弱食不化，为胃虚不进饮食。右尺软，为下元冷惫，为肠虚泄泻。

弦脉来浮而紧，端直以长，如新张弓弦，挺然指下，按之不移也。阳中阴也，为气血收敛不舒之候也。偏弦者，脉来弦而攲斜[①]也，为流饮作痛。双弦者，脉来弦如引二线也，为肝实作痛。其单弦者，脉弦只一线也，为经络间凝寒滞痛，为疟，为拘急，为寒热，为血虚盗汗，为寒凝气结，为冷痹，为疝，为饮，为劳倦。弦而数，为劳疟。双弦而数，为胁急痛。弦而长，为积。左寸弦，为头疼，为心惕，为劳伤，盗汗乏力。左关弦，为胁肋痛，为痃癖。弦而紧，为疝瘕，为瘀血。弦而小，为寒癖。左尺弦，为小腹痛。弦而滑，为腰脚痛。右寸弦，为肺受寒，咳嗽，胸中有寒痰。右关弦，为脾胃伤冷，宿食不化，为心腹冷痛，为水饮。右尺弦，为脐下急痛，为下焦停水。

弱衰败也。脉来极沉细而软，按之欲绝未绝，举之如无也。阴也，为气血两亏之候也。为痼冷，为哄热，为泄精，为虚汗。弱而滑者，是有胃气。弱而涩者，是谓久病。凡老人及病后见之顺，平人及壮年见之逆也。左寸弱，为阳虚，心悸自汗。左关弱，为筋痿无力，妇人主产后客风面肿。左尺弱，为肾虚耳聋，为骨肉痠痛，为小便数。右寸弱，为身冷多寒，为胸中短气。右关弱，为脾胃虚，食不能化。右尺弱，为下焦冷痛，大便滑泄。

微不显也。浮中沉三候极无力，按之似有似无，依稀轻细而模糊也。阴也，为阳气微阴气衰也。为尫羸，为泄泻，为虚汗，为少气。妇人为崩漏，败血不止。浮而微，为阳不足，身恶寒。沉而微，为阴不

---

① 攲斜：歪斜，倾斜。攲（yǐ倚），通“倚”。

足，主脏寒下痢。左寸微，为心虚忧惕，营血不足，为头痛，为胸痞，为虚劳，盗汗。左关微，为胸满气乏，为脾虚泄泻，为四肢恶寒，为前急。左尺微，为败血不止。男为伤精尿血，女为崩带。右寸微，为上焦寒痞，为冷痰不化，为中寒少气。右关微，为胃寒气胀，为食不化，为脾虚噫气，为心腹冷痛。右尺微，为脏寒泄泻，脐下冷痛。

动脉来如豆粒之动摇，上下无头尾，寻之有，举之无，不往不来，不离其处也。阳中阴也，为阴固于内，阳战于外之候也。为气血不续，为痛，为惊，为虚劳，为崩脱，为泄痢。阴阳相搏谓之动，阳动则汗出，阴动则发热，是指人迎气口而言。然多有阴虚发热之脉，动于尺内者。阳虚自汗之脉，动于寸口者。所谓虚者则动，邪之所凑，其气必虚也。

牢脉沉而坚实，守而不移也。阴中阳也，为胃气竭绝，精血遗亡，而气独守之候也。为里实表虚，胸中气结，劳伤痿极，男子遗精，女子半产漏下。若中风而见牢脉，为阴虚而风劲。病湿而见牢脉，为土亢而风木相乘，皆谓无胃气。经曰脉不往来者死，其斯之谓也。

促脉来数疾，时忽一止也。阳也，为阳独盛而阴不能和之也。为气结，为痈疽，为肩背痛，为狂为怒，为瘀血发斑，为气为血，为饮为食，为痰，此皆阳邪内陷之象，见之多难治。

结脉来缓，时忽一止也，或二动而止，或三动而止，无常数也。阴也，为阴独盛而阳不能入之也。为癥结，为寒气，为七情抑郁。浮而结，为寒邪滞经。沉而结，为积气在内，为气为血，为饮为食，为痰，此皆阴邪固结之象，则近死可知矣。

代更替也。脉来五动一止，不能自还，须臾复来，依前五动，至数有常，并无增减；亦有七动一止，良久复来而仍如前数者，皆由元气不续故也。若在病后，或风家、心腹痛家、伤寒心悸家、跌打闷乱家、霍乱家、娠身家而见此，则未可遽谓之死候。若不因病而其人羸瘦，或他病而见代脉者，乃一脏已经无气，故求他脏以代续之，斯则必死无疑矣。

散分离也，涣而不聚也。有表无里，至数不齐，来去不明，漫无根蒂，为血亡而气欲去也。为肾败，为虚阳不敛，为心气不足，为卫气散漫，皆非佳兆也。戴同父先生云：心脉浮大而散，肺脉短涩而散，平脉也。心脉软散为怔忡，肺脉软散为汗出，肝脉软散为溢饮，脾脉软散为胫腨肿，皆病脉也。肾脉软散者死。其诸病脉代散交见者，皆死脉也。①

毛脉来浮涩，类羽毛也。为病与涩脉同。

钩脉来数大而软，按之指下委曲旁出也。昔人以洪为夏脉，《内经》以钩为夏脉，遂有钩即是洪之说。然痰食瘀积，阻碍脉道，关部常屈曲而出，此与夏脉之微钩者，似同而实不类也。

石阳至而绝，肾之危脉也。水绝不能济火，故有此脉也。张石顽先生云：实即是石，愊愊如弹石状，为肾绝之兆矣。②

溜脉来如水之溜，阴阳和平，无相胜负，其即滑而清之谓乎。

---

① 戴同父……死脉也：语见《濒湖脉学·散（阴）》，文字有所出入。所引戴同父语本自戴氏《脉诀刊误·附录·五脏平脉》，文字有所删改。戴同父，即元代医家戴启宗。戴氏，字同父。金陵（今江苏南京）人，生卒年代不详。尝任儒学教授，于医理钻研颇深，尤对脉学有较深造诣，曾撰有《脉诀刊误》等。腨（shuàn涮），原作“喘”，据文义改。腨，又称腓，俗称小腿肚。《灵枢·寒热》：“腓者，腨也。”

② 实即是石……兆矣：语本清代张璐《诊宗三昧·师传三十二则》，文字稍有删改。愊愊：坚实貌。

疾呼吸之间，脉七八动也。有阴阳、寒热、真假之异。如疾而按之益坚，乃亢阳无制、真阴垂绝之候。若疾而按之不鼓，又为阴邪暴疟、虚阳发露之征。然亦有热毒入于阴分而为阴毒者，脉必疾盛有力；不似阴寒之毒，脉虽疾而弦细乏力也。疾者，数之甚也。或谓躁，或谓驶，皆热极也。

革脉弦大而数，浮取强直，重按中空，如鼓皮之状也。婴宁先生云：革乃变革之象，虽失常度，而按之中空，未为真脏也。① 仲景曰：革脉为虚寒相搏，男子为亡血失精，妇人为半产漏下。《脉经》云：三部脉革，长病得之死，卒病得之生。时珍曰：此即芤弦二脉相合，故均主失血之候。诸家脉书皆以为牢脉，故或有革无牢，有牢无革，混淆不辨，不知革浮牢沉，革虚牢实，形证迥殊也。② 程钟龄先生云：革脉者，浮而坚急，为精血少也。③

细脉小于微而常有，细直而软，若丝线之应指也。张石顽先生云：细脉者往来如发，指下显然，不似微脉之微强模糊也。为阳气衰弱之候。尺寸沉细为太阴受病，沉细而数为少阴病，不可发汗也。④《素问》谓之小，《脉经》有细无小，为血少气衰。凡忧劳过度及吐

---

① 婴宁先生……未为真脏也：婴宁先生，疑为“撄宁生”，即元代医家滑寿（1304—1386）。滑氏，字伯仁，晚号撄宁生，著有《滑氏脉诀》等。清代张璐（石顽）《诊宗三昧·师传三十二则》：“撄宁生曰：革乃变革之象。虽失常度，而按之中空，未为真脏。”

② 仲景曰……迥殊也：语本明代李时珍《濒湖脉学·革（阴）》，文字有所出入。所引仲景语本自《伤寒论·辨脉法》，文字亦有所出入。《脉经》语本自西晋王叔和《脉经·诊三部脉虚实决死生》。

③ 革脉者……少也：语本清代程国彭《医学心悟·脉法金针》，文字稍有出入。

④ 细脉者……发汗也：语本清代张璐《诊宗三昧·师传三十二则》，文字有所删改。

血、衄血之人，得细脉为顺，他病见之则逆也。

清脉来轻清缓滑，流利有神也。为气血平调之象。在左主清贵[1]仁慈，在右主富厚安闲。在寸主聪慧，在尺为寿征。若寸关俱清而尺中蹇涩，或偏大偏小者，主晚景不佳及艰子嗣也。

浊脉来重浊洪盛，腾涌满指，浮沉滑实有力也。为禀赋昏浊之象。左主污下，右主庸愚。若重浊中有种滑利之象，主家道富饶。浊而兼得蹇涩之状，或偏盛偏衰者，不能享安康，又主夭枉。似重浊，而按之和缓，此浊中兼清，外圆内方之应也。

死　脉

涌泉一名沸釜。脉在筋骨间，如泉之涌涌而出，此太阳气予不足也。

浮合脉来后至者，反凌乎前，如浮波之合，此经气不足也。

弹石脉在筋骨间，辟辟然而至，如石之弹指也。

雀啄脉连来三五下，坚而且锐，如鸟之啄食也。

屋漏脉来良久一滴，溅起而无力也。

解索脉来如乱绳初解之状，涣散之意也。

鱼翔脉来浮，中间忽一沉，如鱼之出没也。

虾游脉来沉，中间忽一浮，如虾之跳跃也。

偃刀一名循刃。脉来一丝，坚劲如循锋刃之芒，此五脏蕴郁寒热独并于肾也。

转豆一名泥丸。脉来形大，且短且坚而且涩，此胃精予不足也。

---

① 清贵：清高尊贵。

火新脉来如火之初然，随起随灭，此心精之予夺也。

散叶脉来如叶之散落无常，此肝气之予虚也。

省客脉来如省问旋去之客，此肾气予不足也。

交漆脉来左右旁至，如纹漆之袅袅相交而下，此太阳气予不足也。

横格脉来横阻，如木拒格于指下，此胆气予不足也。

弦缕亦名偃刀。脉来细而直，此胞精[1]予不足也。

委土脉来颓而虚，如委颓之土状，此肌气予不足也。

悬痈脉来如悬赘之痈，丸丸左右相弹而根不移，此十二俞之予不足也。

如丸脉来滑不直，手按之而不可得，此大肠气予不足也。

如舂脉来极洪极实，如杵之捣舂也。

如喘脉来如喘人之息，有出而无入，此肾气不能下守也。

霹雳脉来静时忽鼓指数下而去，如霹雳之轰空也。

关格人迎四盛以上为格阳，气口四盛以上为关阴。

覆溢亦名关格。脉来洪滑，陷入尺中，谓覆；脉来冲逆上入于鱼际，谓溢也。

心脉前曲后踞，如操带钩者死。

肝脉坚劲如新张弓弦，又如循刃者死。

脾脉坚锐如鸟之啄，如鸟之距，如屋之漏，如水之流，介然不鼓者死。

---

① 胞精：胞络之精气也。胞络者，系于肾，少阴之脉，贯肾系舌本。

肺脉如草之浮于水面，如风之吹柳絮者死。

肾脉发如解索，辟辟如弹石者死。

妇人脉法

妇人尺脉常盛，而右手脉大，皆其常也。妇人之脉，常随肝肾而行，故以左尺为命门。其病惟经候胎产异于男子，他则无所殊也。若肾脉微涩与浮，或肝脉沉急，或尺脉滑而断续不匀，皆经闭不调之候也。

妇人尺脉微迟为居经，月事三月一下，血气不足故也。

妇人三部脉浮沉正等，无他病而经停者，孕也。尺大而旺，亦为妊子。左尺洪大滑实为男，右尺洪大滑实为女。妇人手少阴脉动甚者，妊子也。寸为阳位，若见动滑则为血充而显阳象，左叶熊罴①，右应鸾凤②，可预卜而无疑者也。

体弱之妇，尺内按之不绝，便是妊子。月断病多，六脉不病，亦为有孕。所以然者，体弱而脉难显也。《脉经》曰：三部浮沉正等，按之无绝者，妊娠也。③ 何尝拘于洪滑耶。阴搏阳别，谓之有子，搏伏而鼓也。阴搏者，尺中之阴搏也，

---

① 熊罴：熊和罴，本为猛兽，因以喻勇士。此指生男之兆。《诗经·小雅·斯干》："大人占之，维熊维罴，男子之祥。"

② 鸾凤：亦作"鸾凰"，即鸾鸟和凤凰，皆传说中的瑞鸟，此喻生女之兆。《楚辞·离骚》："鸾皇为余先戒兮，雷师告余以未具。"王逸注："鸾皇，俊鸟也。皇，雌凤也。"皇，"凰"的古字。

③ 三部……妊娠也：语本西晋王叔和《脉经·平妊娠分别男女将产诸证》，文字稍有不同。

是阴中有别阳，故谓有子。阴搏阳别者，言尺内阴脉搏指，与寸口阳脉迥别，其中有阳也。尺数而旺无他病，而不月者，亦妊子也。脉平而虚者，乳子[①]也。

妇人初妊时，寸微尺数，按之散者三月也，不散者五月也。《脉经》曰：左手沉实为男，右手浮大为女。左右手俱沉实，猥生二男。左右手俱浮大，猥生二女也。[②] 妊身七八月，脉实牢强大者吉，沉细者难产而死也。妊娠之脉，宜实大有力，忌沉细弦急虚涩。经断有躯，其脉弦者，后必大下，不成胎也。然有因病脉弦，又当以保胎为务，气旺则弦自退矣。新产伤阴，出血不止，尺脉不能上关者死。产后之脉，宜沉小微弱，忌急实洪数不调。新产中风热病，脉宜浮弱和缓，忌小急悬绝。手足温则生，冷则死。

妇人阴阳俱盛曰双躯[③]。若少阴微紧者，血即凝浊，经养不周，胎则偏夭，其一独死，其一独生，不去其死，害母失胎。

妇人得革脉曰半产漏下脉宜细小流连，最忌急实断绝不匀，得离经之脉曰产期。临产脉宜滑数离经，最忌虚迟弦细短涩。离经者，离乎经常之脉也。胎动于中则脉乱于外，势所必然也。脉牢革者，更非所宜。

---

① 乳子：此指哺乳之妇人。《张氏医通》："乳子言产后以哺乳时，非婴儿也。"

② 左手沉实……二女也：语出《脉经·平妊娠分别男女将产诸证》。猥（wěi 伟），多。

③ 双躯：即指一胞双胎。

妇人带下脉浮，恶寒漏下者不治。崩漏不止者，脉宜细小芤迟，忌虚涩数实。

妇人尺脉微弱而涩，小腹冷而恶寒，年少得之为无子，年大得之为绝产。因病而脉涩者，孕多难保。尺脉虚大弦数者，皆内崩而血下。谓之阴虚阳搏。若消瘦不月者，二阳[①]之病发于心脾也。

妊身外感风邪，脉宜缓滑流利，最忌虚涩躁急。虚涩则不固，躁急则热盛伤胎，多难治也。

胎前下利，脉宜滑小，不宜洪数。洪数则防其胎堕，堕后七日多凶。治疗之法，攻积必死，兜涩[②]亦死。急宜伏龙肝汤煎温养脾胃药，间有得生者也。

妇人经水三月不来，脉得两寸浮大，两关滑利，两尺滑实而带数，此有胎也。若有形而不动，或当脐下翕翕[③]微动，如抱瓮之状，按之冰冷，或两尺乍大乍小，乍有乍无，或浮或沉，或动或止，早暮不同者，乃鬼胎[④]也，须诊视二三日乃见。宜补气活血，温养脾胃，则经水自通矣。若脉来疾如风雨乱点，忽然而去，久之复来如初者，是夜叉胎[⑤]也。亦有左关之脉指下见两岐[⑥]，

① 二阳：指手阳明大肠经和足阳明胃经。《素问·阴阳类论》："所谓二阳者，阳明也。"

② 兜涩：收敛止涩。清代王士雄《温热经纬·薛生白湿热病篇》："痢病兜涩太早，湿热流注，多成痛痹。"

③ 翕翕：鸟羽覆盖貌，形容轻微。

④ 鬼胎：指假孕。

⑤ 夜叉胎：夜叉是印度神话中的一种神灵，母夜叉可使妇女怀孕。疑指假孕，待考。

⑥ 岐：同治本作"歧"。岐，通"歧"。

而产夜叉者，总与寻常脉不类也。

妊娠脉弱，气血虚也，须防胎堕。急宜补气养血。脉来弦急，是火盛也，亦须防堕。急宜凉血。脉来沉细弦急，憎寒壮热，唇口青黑，是胎损也。当问胎动否，若不动反觉上抢心闷绝，按之冰冷者，当作死胎治之。妇人崩漏胎产久病。脉来总以迟小滑缓为顺，急疾数大者逆。

妇女伤寒热病，须问经事若何。百病皆然，非止此也。产后须问恶露多寡，色淡色浓，及少腹中有无结块。此大法也。

幼孩脉法

三岁以下看虎口三关即食指之三节，初为风关即近掌第一节，次为气关中节，末为命关指之上节，即指甲内。男左女右为则。纹色紫曰热，红曰伤寒，青曰惊风，白曰疳，淡黄淡红曰无病，黑色者危。在风关为轻，气关为重，命关为危。三关多乱纹，为内钓[①]腹痛，气不和也。纹直而细者，为虚寒少气，多难愈。纹粗而色显者，为邪干正气，多易治。纹中有断续如流珠者，为有宿食。纹自外向里者，为风寒。纹自内向外者，为食积。岐伯曰：阴络之色应其经，阳络之色变无常，随四时而行也。寒多则凝泣，凝泣则青黑，热多则淖泽，淖泽则黄赤，此皆常也。[②]

---

① 内钓：病证名。以抽搐、腹痛较剧为特征。明代万全《育婴秘诀·惊风诸证》："外感风热则为天钓，内伤寒冷则为内钓。故曰：天钓者阳也，内钓者阴也。"

② 岐伯曰……此皆常也：语本《素问·经络论》。

三岁以上，乃以一指取寸关尺三部之脉，常以六至为率[①]。七至亦不为病。加则为热，减则为寒，皆如大人诊法也。浮弦为乳痫，弦紧为风痫，虚涩为慢惊，沉弦为腹痛，弦实为气不和，牢实为便秘，沉细为冷乳不消，沉滑为宿食不化。或小或大，或沉或细，皆为宿食停滞。浮大为伤风，伏结为物为疳劳[②]，沉数为骨蒸有热也。婴儿病赤瓣[③]飧泄[④]，脉小手足寒难已，脉小手足温易已。

小儿脉乱，身热汗出不食，食即吐上唇有珠状者，多为变蒸[⑤]。

小儿四末独冷，股栗恶寒，面赤气汹，涕泪交至，必为痘疹。或见其腮赤目赤，呵欠烦闷，乍凉乍热，及耳后有红丝纹缕，脉来数盛者，皆痘疹之候也。

诸病宜忌脉附张石顽先生诸脉顺逆

中风宜浮迟，忌急实数大。

中风口噤缓弱为顺，急实大数为逆。

---

① 率（lǜ律）：标准，限度。

② 浮大为伤风……为疳劳：此句，疑有文字脱误。《证治准绳·幼科》“浮大数为风为热，伏结为物聚，单细为疳劳。”

③ 赤瓣：晋代皇甫谧《针灸甲乙经》作“青瓣”，指小儿大便中乳瓣颜色。《灵枢·论疾诊尺》：“大便赤瓣，飧泄脉小者手足寒，难已；飧泄脉小手足温，泄易已。《针灸甲乙经·小儿杂病》：“婴儿病……大便青瓣，飧泄脉大手足寒，难已；飧泄脉小手足温者，易已。”

④ 湌泄：湌，疑为“飡”之误。飡泄，同“飧泄”，指泄泻完谷不化。

⑤ 变蒸：指婴儿在生长过程中，或有身热、脉乱、汗出等症，而身无大病者。

中风不仁，痿躄不遂虚软缓为顺，坚急疾为逆。

中风遗尿盗汗缓弱为顺，数盛为逆。

中风便尿阻涩滑实为顺，虚涩为逆。

中恶宜浮缓，忌坚数浮大。

中恶腹满紧细微滑为顺，虚大急数为逆。

中毒宜洪大而迟，忌细微。浮大数疾为顺，微细虚涩为逆。

伤寒未得汗宜阳脉，忌阴脉。浮大为阳易已，沉小为阴难已。

伤寒已得汗宜阴脉洪大，忌阳脉沉细。沉小安静为顺，浮大躁疾为逆。

中寒猝倒沉伏为顺，虚大为逆。

温病未得汗宜阳脉，忌阴脉。数盛有力为顺，细小无力为逆。

温病得汗后沉小安静者生，盛躁不衰者死。

温毒发斑，谵语发狂脉实便秘为顺，脉虚便滑为逆。

温病斑色紫黑，如果实之靥，虽便秘能食，便通即逝。狂妄躁渴，昏不知人，下后呃逆者，阳去入阴者死。

时行疫疠数盛滑利为顺，沉细虚涩为逆。

大头天行数盛滑利为顺，沉细虚涩为逆。凡时行疫疠及大头天行，皆由湿土之邪内伏，故左手脉多弦小，右手脉多数盛。总宜辛凉内夺为正，切忌辛热外散，尤忌发表。若脉阴阳俱紧，头痛身热而下利足冷者必死。

咳嗽初起宜浮软，忌坚急弦小。浮软和滑为顺，沉细数坚为逆。

久嗽缓弱为顺，弦急实大为逆。

劳咳骨蒸虚小缓弱为顺，坚大涩数为逆。最忌弦细数疾。

腹胀宜浮大，忌沉小。关部浮大软滑为顺，虚小短涩为逆。

鼓胀[①]滑实流利为顺，虚短微涩为逆。

下痢初起宜沉细，忌浮大。

下痢发热宜浮，忌数。

下痢兼积宜实大软滑，忌虚弱。

久痢沉细和滑为顺，浮大弦急为逆。沉小细弱，按之无神者不治。

癫疾宜实大，忌沉细。虚滑大为顺，涩小为逆，坚急而小者不治。

狂疾大实为顺，沉涩为逆。

消渴宜数大，忌虚小。数大软滑沉为顺，细小浮短坚实为逆。

水肿宜浮大，忌沉细。浮大软弱为顺，涩细虚小为逆。沉细滑利虽危可救，虚小散涩者不治。

上气喘咳宜伏匿[②]，忌坚强。软弱缓滑为顺，涩数坚大为逆。坚则无胃气也，如泻者不治。

喘急宜浮滑，忌短涩。手足温者顺，手足冷者逆。涩则无胃气也，脉数者不治。

霍乱宜浮洪，忌微迟。脉实病在中，脉虚病在外，脉涩皆所忌也。霍乱脉伏，为冷食停滞，胃气不行，不可便断为逆，惟搏大者难治。既吐且利，不宜复见实大也。霍乱止而脉代，为元气暴虚，不能

---

① 鼓胀：又称“臌胀”，因腹部胀大如鼓而命名。

② 伏匿：隐藏。

接续，不可便以为逆，厥冷迟微者难治，阳气本衰，加以暴脱，非温补不能救也。

腹痛宜虚小迟，忌坚大疾。

心腹痛不得息宜沉细，忌浮大弦长。沉细迟小为顺，弦长坚实为逆。

心腹积聚实强和滑为顺，虚弱沉涩为逆。

心痛宜浮滑，忌短涩。

癥积宜沉实，忌虚弱。

脱血宜阴脉，忌阳脉。程钟龄先生云：便血有肠风有脏毒，有热有寒[①]；尿血有心气热者，有肝气热者[②]。俱宜详晰，分别施治，不可概论。

金创失血过多宜细微，忌紧数。虚微细小为顺，数盛急实为逆。阴脉不能至阳者死。

跌堕腹胀畜血宜坚强，忌小弱。弦大可攻为顺，沉涩为逆。

瘘痹宜虚软，忌紧急。虚涩为顺，紧急为逆。

虫食病宜虚小，忌紧急。

唾血宜沉弱，忌实大。芤小而弱为顺，弦急实大为逆。

鼻衄宜沉细，忌浮大。沉滑细小为顺，实大坚疾为逆。

吐血宜沉小，忌实大。沉小为顺，坚强为逆。

吐血咳逆上气芤软为顺，细数为逆。弦劲者为不治。阴血既

---

① 便血……有热有寒：语本清代程国彭《医学心悟·便血》。

② 尿血……有肝气热者：语本清代程国彭《医学心悟·尿血》，文字有所不同。

亡，阳无所附，故脉来芤软。若细数则阴虚火炎，加以身热不得卧，不久必死。弦劲为胃气之竭，亦无生理也。

肠澼下脓血宜浮小沉涩，忌数疾坚大。身热者死。

泄泻宜小，忌大。微小为顺，急疾数大为逆。

肠澼下白沫脉沉则生，脉浮则死。初病而兼表邪，常有发热脉浮，可用建中而愈，与病久不同也。

破伤发热头痛浮大滑为顺，沉小涩为逆。

内伤宜弦紧，忌小弱。内伤劳倦，气口虚大者为气虚，弦细而涩者为血虚。若躁疾坚搏，汗出发热不止者死，以里虚不宜复见表气之开泄也。内伤饮食，脉来滑盛有力者，为宿食停胃。涩伏模糊者，为寒冷伤脾，非温消不能克应也。

中暑自汗喘乏，腹满遗尿虚弱为顺，躁疾为逆。

中暍①热也猝倒微弱为顺，散大为逆。

气厥食厥，痰厥蛔厥皆以小弱为顺，数盛为逆。凡气食痰蛔等厥，为气道壅遏所致，皆由真阳素亏而然，故脉总以细小流连为顺，数实坚大为逆。至于散大而涩艰，尤非所宜也。

热病脉尚盛躁，而不得汗者死。此阳脉之极也。脉盛躁，得汗静者生。

热病已得汗，脉尚盛躁者死。此阴脉之极也。得汗而脉静者生。

热病汗下后，脉不衰，反躁疾者死。此名阴阳交也。

噎膈呕吐咸以浮滑大便润者为顺，此痰气阻逆，胃气未艾也。

---

① 暍（yē 椰）：暑热。

弦数紧涩，涎如鸡蛋清，大便燥结者为逆，此气血枯竭，痰火蕴结也。

肺痿虚数为顺，短涩为逆，数大而实者不治。

肺痈初起微数为顺，洪大为逆。

肺痈已溃缓滑为顺，短涩为逆。气病而见短涩之脉，气血交败，安能望其生乎。

汗出若衄沉滑细小为顺，实大坚疾为逆。

淋闭滑疾者易已，涩小者难已。

消瘅[1]病久实大者可治，坚小者难愈。

痈疽初起微数缓滑为顺，沉涩坚劲为逆。

痈疽未溃洪大为顺，虚涩为逆。

痈疽溃后虚迟为顺，数实为逆。

肠痈软滑微数为顺，沉细虚涩为逆。凡病疮，脉弦强小急，腰脊强瘈疭，皆不可治。溃后被风多此。

痉病浮弦为顺，沉紧为逆。若牢细坚劲搏指者不治。

---

① 消瘅：即消渴。金代张从正《儒门事亲·三消之说当从火断》："消瘅者，众消之总名。"瘅，谓热也。

卷　三

经脉心传

肺手太阴之脉附脊第八椎，自上陶道穴起，至下腰俞穴止，计二十一椎

邪在气则病胸中胀满而喘咳肺宜温润，燥则病，寒亦病。咳者，有声而无痰也，或胸中痛，或缺盆中痛，甚则两手麻木不仁。

邪在血则咳，或上气喘渴，心烦胸满，或肩臂前廉[①]痛。

气有余则喘渴，或胸盈仰息，或肩背痛。如风寒在表则汗出，如中风则小便数而少。

气不足则肩背恶寒，或少气不足以息，小便色黄赤。

气绝则皮毛焦，爪枯毛折。

肺属金，病则色白，好哭喜辛，流涕，多虑多忧。所主者气，所藏者魄，所恶者燥。上应于鼻，外应于皮毛。

白而淖泽，肺胃之充也。肥白而按之绵软，气虚有痰也。白而消瘦，爪甲鲜赤，气虚有火也。白而夭然不泽，爪甲色淡，肺胃虚寒

① 廉：侧边。前廉，即前侧。《九章算术》："边谓之廉，角谓之隅。"

也。白而微青，或臂多青筋，气虚不能统血也。白而爪甲色青，则为阴寒之证。白为气虚之象，纵有失血发热，皆为虚火，断无实热之理也。

补药人参、五味子、山药、百部、阿胶、黄芪、麦门冬、紫苑、茯苓。

泻药防风、桑白皮、葶苈、泽泻、紫苏子、枳壳。

温药木香、款冬花、生姜、干姜、白豆蔻。

凉药元参、北沙参、贝母、天门冬、山栀、枯芩、瓜蒌仁、桔梗、马兜铃、人尿。

引经药葱白、升麻、白芷。

大肠手阳明之脉上口即小肠之下口也，下接肛肠为肛门，谷道即后阴是也

邪干气则齿痛恶热饮，或颊肿。

邪干血则目黄口干，或鼻衄，或喉痹而能言，或腹中雷鸣切痛，感寒则泻，气常冲胸，或日间发疟而渴，或肩前痛，食指不仁。

气有余则当脉所经之处皆热肿手阳明脉起于大指次指之端，出合谷两骨之间，上入两肋①之中，循臂上廉入肘外廉，上肩脚外前廉，出肩前两间骨之前廉，上柱骨之会上，下入缺盆，皮肤坚肿而不痛。

气不足则寒栗不复，或肩背肘臂外痛。

补药牡蛎粉、诃黎勒、龙骨、粟壳、肉豆蔻、五倍子、莲子。

---

① 两肋：据文义，疑为“两筋”。

泻药大黄、枳壳、桃仁、石斛、芒硝、槟榔、麻仁。

温药干姜、吴茱萸、肉桂。

凉药槐花、条芩。

引经药葛根、白芷、升麻（上升）、石膏（行下）。

胃足阳明之脉下口即小肠上口也

邪干气则洒洒振寒[①]，或伸欠颜黑土胜水也，或恶见人，或恶见火胃实则热，热则恶火，或闻木音则惊土恶木邪故惊，或心欲动而喜闭户塞牖独处，甚则欲上高而歌，弃衣而走阳盛则四肢实，实则能登高也，或腹胀肠鸣火盛与水相激，故激搏有声也，或詈骂不避亲疏土热郁蒸于心胸，故神明乱也。

邪干血则间日发疟而不渴，或湿淫，或阴痿，或足废冲督带三脉皆聚阳明，而阳明主润宗筋，宗筋主束骨而利机关也，或汗出鼻衄，或唇揽聚[②]，舌难言，甚则不能言，或面肿齿痛，恶冷饮，或口㖞口不正也唇肿，或面痛唇痛，或颈肿喉痹不能言与手阳明能言者别，或腹大水肿，或膝膑肿痛，或膺窗穴、乳中穴、气冲穴、股骭外廉、足跗上皆痛，或食指不用，或腹肉胀胃脘当脐痛，或两胁隔塞不通，饮食不下。如胃中不和，则不能正偃[③]，腹鸣身重难行。若胃

---

① 洒洒振寒：怕冷颤栗状。洒洒，寒栗貌。

② 揽聚：形容不快乐的表情。

③ 正偃：指仰卧。《说文》："偃，僵也。"段注："凡仰仆曰偃，引申为凡仰之称。"

热则宗气喘急。胃之大络，由虚里出左乳下，其动恶衣，宗气也[①]。

气有余则身以前皆热，善饥消谷，小便色黄。此阳明实热也。

气不足则身以前皆寒栗，如胃中寒则胀满。此阳明虚寒也。

补药白术、莲子、芡实、陈皮、扁豆、黄芪、山药、半夏、百合、苍术。

泻药大黄、枳实、朴硝。

温药藿香、丁香、木香、吴茱萸、草豆蔻、厚朴、益智仁、良姜、干姜、生姜、肉豆蔻、白豆蔻、香附、胡椒。

凉药元明粉、黄连、石膏、葛根、连翘、滑石、知母、天花粉、黄芩、石斛、升麻、山栀、竹茹。

引经药升麻、白芷、葛根（上升）、石膏（行下）。

脾足太阴之脉

邪在气则病舌本强，食则呕脾气暖则食易消，寒则不能化物，故呕。呕者，有声有物也，或胃脘痛，腹胀善餲[②]阴盛则气滞，故食败气逆人也。餲，于戒切，音餀，得屁则快然如衰气下泄则腹松动，但觉倦怠耳，身体沉重。

---

① 其动恶衣宗气也：此七字，同治本作“其动应衣，宗气泄也”，疑文字有误。《素问·平人气象论》：“胃之大络，名曰虚里，贯膈络肺，出于左乳下，其动应衣，脉宗气也。”

② 餲（ài 爱）：谓饮食经久而味恶。

邪在血则病舌痛，或烦心，心下急痛，或寒疟癥瘕，或大便溏泄，或水闭黄瘅，不能卧水气逆满则伤气也，或善饥善味，或阴痿足不收，行善瘈曲也，强立股膝内肿，大指不用。寒甚则厥，腹响便溲难，心痛引背不得息。

气有余则腹胀，小便不利，身尽痛。

气不足则四肢不用，五脏安安，百节皆纵，腹大肠鸣，飧泄面黄，不嗜食，食则不化，怠惰嗜卧，九窍不通，身体不能动摇，当脐上下左右动气。

气绝则脉不营肌肉[1]舌萎，人中满唇反。

脾属土，病则色黄好歌，喜甘流涎，多思多疑。所主者肌肉，所藏者意智，所恶者湿。上应于唇口，外应于四肢。

黄而肥盛，胃中有痰湿也。黄而枯臞[2]，胃中有火也。黄而色淡，胃气虚也。黄而色黯，津液久耗也。黄为中央土色，其虚实寒热之机，当以饮食便溺消息之也。

补药人参、白术、苍术、甘草、芡实、黄芪、山药、陈皮、莲子、扁豆。

泻药枳实、石膏、青皮。

温药丁香、藿香、胡椒、吴茱萸、附子、官桂、良姜。

凉药滑石[3]、元胡粉。

---

① 肉：原作“月”，据同治本改。月（ròu 肉），同“肉”，后用作“肉”字偏旁。

② 臞（qú 瞿）：瘦也。

③ 滑石：裘氏本作“石膏”。

引经药升麻、白芍。

心手少阴之脉附脊第五椎

邪在气则病嗌干心痛，渴而欲饮心火炎则液耗，故渴而欲饮也，或善笑善忘，或眩仆烦心，或善惊不寐。

邪在血则病目黄，或膺背肩胁满痛，或肩胛臂内后廉痛，或厥或掌中热而啘之劣切，义阙，出《难经》，或浸淫疮疡，或舌干焦口苦，或消渴舌破，或心胸间汗。

气有余则笑不休。

气不足则悲，或胸腹大，胁下与腰相引而痛。

气绝则脉不通，血不流，髦[①]色不泽，面黑如漆。

心属火，病则色赤，好言喜苦，出汗多笑。所主者血脉，所藏者神，所恶者热。上应于舌并神色，外应于掌。

赤而䐃（巨陨切，音窘，脂聚之貌也）坚，营血之充也。深赤色坚，素禀多火也。微赤而鲜，气虚有火也。赤而索泽，血虚火旺也。赤为火炎之色，只虑津枯血竭，亦无虚寒之患。大抵火形之人从未有，肥盛多湿者即有痰嗽，亦燥气耳。

补药枣仁、远志、麦门冬、山药、当归、天竺黄。

泻药贝母、元胡索、木香、黄连。

温药丁香、石菖蒲。

凉药竹叶、牛黄、朱砂、连翘、犀角。

引经药独活、细辛。

---

① 髦（máo毛）：通“毛”，毛发。唐代陆德明《经典释文》：“毛，刘本作‘髦’。”

小肠手太阳之脉下口即大肠上口也

邪干气则嗌痛颔肿，颈侧痛不可以顾，肩似拔，肩胛似折。

邪干血则耳聋目黄，或颊肿鼻衄滴而不流，或颈、额、肩胛、肘臂外后廉皆痛。

气不足则小腹控阴丸引腰脊，上冲心而痛。

补药牡蛎粉、钗石斛。

泻药荔枝核、紫苏、细木通、葱白。

温药小茴香、乌药、大茴香。

凉药天花粉、黄芩。

引经药藁本、羌活（上升）、黄柏（行下）。

膀胱足太阳之脉上系小肠，下联前阴

邪干气则头痛目似脱，项后痛不可俯仰，或脊痛腰似折，或股不可以曲，腘如结，踹如裂。腘，古伯切，曲脚中也。踹，市兖切，足跟也。

邪干血虚则痔，盛则疟，或狂或癫狂者发作刚暴，詈骂不避亲疏，甚则登高而歌，弃衣而走，逾垣上屋。癫者或笑或泣，如醉如梦，言语无序，秽洁不知，或头囟项痛，或目黄泪出，或鼻塞流血，或小腹偏肿而痛，以手按之欲小便而不得。胞痹①，小腹按之内痛，若沃以汤，涩于小便，上为清涕。

① 胞痹：膀胱气化功能失常，小腹胀痛，小便不畅之证。《素问·痹论》：“胞痹者，少腹膀胱按之内痛，若沃以汤，涩于小便，上为清涕。”

膀胱不利为癃，不约为遗尿，项、背、腰、尻、腘、踹、脚皆痛，小指不用。

补药石菖蒲、龙骨、续断、益智仁、橘核。

泻药芒硝、白泽泻、滑石、车前子。

温药茴香、乌药。

凉药生地黄、黄柏、甘草稍。

引经药藁本、羌活（上升）、黄柏（行下）。

肾足少阴之脉附脊第十四椎，命门穴之左右，与前脐神阙穴[1]平直相对。左者直上入肺，而循喉挟舌；右者直行脐腹，而上络于心包

邪在气则病饥不欲食阴火上乘，虽饥不欲食也，面如黑漆肾水枯也，或咳唾则有血真阴亏损，而延及其母也，或喝喝于介切，嘶声也而喘肾水不能上通于肺故也，或口干咯血，坐立不安阴虚阳扰不能静也，或目𥆨𥆨呼光切，不明也如无所见肾虚则瞳神昏眩。瞳神者，骨之精也，或心如悬若饥状心肾不交则精神离散，故心如悬；阴虚则内馁，故常若饥状也。

邪在血则病耳鸣，或遗泄，口热舌干，咽肿上气，嗌干而痛厥气[2]走而不能言，手足清，大便自利，口热如胶，或烦心，心痛引腰脊，欲得呕，或黄瘅额黑，或肠澼寒则利清谷，热则便脓血，盖肾开窍于二阴也，或脊痛，或股内后廉痛，

---

① 神阙穴：原作"神关穴"，据裘氏本改。

② 厥气：指逆乱之气。《素问·阴阳应象大论》："厥气上行，满脉去形。"

痿厥嗜卧，泄利下重，足下热而痛，小腹急痛，腰下冷痛，或自言腹胀满而实不满，或胫肿烦扰窕热①，或骨痿不能起，侠胁两旁虚软处清即胗中，季胁下也，或指青黑青厥，意不乐，四肢不收，身重寝则汗出，恶风。

气不足则善恐，心惕惕如人将捕之。肾藏精，伤则阳气虚衰，故善恐。

气绝则肉软却退也，齿长面垢，发无泽。

肾属水，病则色黑，好呻喜咸，多唾，多恐多惊。所主者骨，所藏者精与志，所恶者寒。上应于耳发，外应于腰背。

黑而肥泽，骨髓之充也。黑而瘦削，阴火内戕也。苍黑为下焦气旺，虽犯客寒，亦必蕴为邪热，绝无虚寒之候也。

补药芡实、龙骨、龟版、琐阳、桑螵蛸、五味子、牡蛎、地黄、虎骨、杜仲、山药、枸杞子、山茱萸、牛膝。

泻药泽泻、知母。

温药附子、鹿茸、补骨脂、肉桂、沉香、腽肭脐②。

凉药黄柏、牡丹皮、知母、地骨皮。

引经药独活、肉桂。

心包络手厥阴之脉男子右尺半表半里，其表即三焦，里即命门也。女子以左尺为心包络，与男子脉不同惟此耳

邪干气则手心热，臂肘挛急腋肿，甚则胸胁支满，心

---

① 窕热：犹言闷热。窕，同“闷”，非“冤”异体字。

② 腽肭脐：即海狗肾。

中憺憺从滥切，动也，大动，面赤目黄，喜笑不休。

邪干血则烦心，或心痛引腋胁，而欲得咳，掌中热。心系有二，一则上与肺通，为心包络之系；一则下络小肠，为周身血脉之总司。凡诸邪之在心者，皆心包络受之。盖心为君主，莫敢犯之也。心包络诸脉虽属于心而行太阴肺部，而脉之运动皆由包络之火也。

主治俱见手少阴。

三焦手少阳之脉上焦如雾，在心下，下膈居胃上口，主纳而不出也。膈者，肓也，在心脾之间也，塞也，管上下使气与谷不相乱也。中焦如沥，在胃中脘，不上不下，主腐热水谷者也。胃之受水谷者曰脘，脐上五寸为上脘，脐上四寸即胃之幕为中脘，脐上[1]二寸当胃下口为下脘也。下焦如渎，在膀胱上口，主出而不纳，以传道也。三焦有象无质，即上中下三部脏腑空处是也，乃水谷之道路，气之所终始也

邪干气则耳聋浑浑焞焞[2]而痛，或嗌肿喉痹三焦之气通于喉，喉不和则痹肿矣，往来寒热。

邪干血则汗出，或目锐眦痛，或颊痛，耳鸣，颈、颔、肩胛、肘臂外皆痛，小指次指无名指也不用，或腹气满，小腹坚，不得小便，溢则水留即为胀。

补药黄芪、益智仁、甘草。

---

① 上：原作“下”，据裘氏本改。元代滑寿《十四经发挥》：“胃口，胃上下口也。胃上口，在脐上五寸上脘穴。下口，在脐上二寸下脘穴之分也。”

② 浑浑焞焞：病状名。表现为听觉失聪，反应迟钝。《素问·至真要大论》：“心痛耳鸣，浑浑焞焞。”《灵枢·经脉》：“是动则病耳聋，浑浑焞焞。”

泻药泽泻。

温药附子。

凉药煅石膏、地骨皮。

引经药柴胡、川芎（行上）、青皮（行下）。

胆足少阳之脉在肝之短叶间

邪干气则口苦胆病则液泄，故口苦，或呕宿汁，善太息胆郁则气不舒，故善太息，或惊惕，心下憺憺，恐人将捕之寒涎溃沃致然，或嗌中介介然数唾，或心胁痛不能转侧足少阳之别贯心循胁，故病则不能转侧，或耳无所闻。甚则面色枯槁，体无膏泽，或足外反热，是为阳厥。

邪干血则头角颔痛，目锐眦痛，或缺盆中肿痛，腋下肿，或马刀挟瘿[①]肉色不变为肉瘿，筋脉现露为筋瘿，筋脉交络为血瘿，忧恼消长为气瘿，坚硬不移为石瘿也，或汗出振寒疟胆居表里之半，阴胜则振寒，阳胜则汗出，故疟，或胸胁、膝、胫、踝前诸节皆痛，小指次指不用。

气绝则耳聋，百节尽纵，目系绝。

补药草龙胆[②]、木通。

泻药青皮、柴胡。

温药半夏、生姜、陈皮、川芎。

---

① 马刀挟瘿：病证名。又名疬串，发于颈腋部，属瘰疬之类。常成串而出，质坚硬，其形长如马刀者称马刀；挟颈所生者，其状如缨络，故称挟瘿。《灵枢·痈疽》："其痈坚而不溃者，为马刀挟瘿。"

② 草龙胆：药名。即龙胆草。

凉药黄连、竹茹。

引经药川芎（上行）、柴胡（本经）、青皮（下行）。

肝足厥阴之脉附脊第九椎，左三叶，右四叶

邪在气则病闭目不欲见人，腰痛痛上觉热不可以俯仰，丈夫㿗疝阴器连少腹急痛也，妇人少腹肿。甚则咽干面尘脱色，淅淅①时寒热，两胁下痛引少腹，上下无常处，或淋溲便难，或胁痛支满，手足青，面青唇黑。

邪在血则病胸满，呕逆作酸，或飧泄，或狐疝卧则入腹，立则出腹，或遗尿，或癃闭，或颓肿喉痹，吐浓血，或吐血下血，暴涌不止，或癥瘕恶风，或浑身瘈麻疼痛，四肢满闷，筋痿不能起立，或阴缩两筋急，或转筋足逆冷，或胫瘈阴痒。

气有余则善怒忽忽，或眩冒而巅顶痛。

气逆则头痛耳聋，目赤肿痛。

气不足则目䀮䀮无所见，耳无所闻，善恐如人将捕之。肝虚则神魂不宁，故善恐。

气绝则筋急引舌与卵，唇青。

肝属木，病则色苍青也，好呼喜酸，多泣多怒。所主者筋，所藏者血与魂，所恶者风。上应于眼，外应于爪甲。

苍而理粗，筋骨劳勚②也。苍而枯槁，营血之涸也。

---

① 淅淅：畏寒貌。

② 劳勚（yì 亦）：劳苦，疲劳。

补药木瓜、薏苡仁、阿胶、酸枣仁。

泻药青皮、柴胡、芍药、青黛。

温药木香、吴茱萸、肉桂。

凉药甘菊花、草龙胆、车前子、胡黄连。

引经药川芎（行上）、柴胡（本经）、青皮（行下）。

奇经八脉

督脉起于下极之俞音输并于脊里，上至风府顶中央之脉，督脉也，名曰风府，入属于脑，阳脉之海也下极，前后两阴之间也。

病则少腹上冲心而痛，不得前后，为冲疝。气上冲心，二便不通也。其女子不孕，癃痔遗尿，嗌干，猝口噤，背反张，瘛疭，腰背强痛，不得俯仰，脊强反折及痛，头重不举，大人癫疾，小儿风痫。其脉直上直下而中央浮，或尺寸俱强直而浮者，督脉也。

任脉起于中极之下，以上毛际，循腹里，上关元至咽喉，上颐循面，入目络舌，阴脉之海也。中极，脐下四寸也。

病则少腹绕脐引阴中切痛入房太过，冲督任受伤多此也，男子内结七疝，女子带下瘕聚，月事不以时下，腹皮急，腹中有气如指上抢心，不得俯仰拘急。志欲不遂，阴火上乘故也。其脉横寸口边，丸丸紧细而长，或弦出寸口，上鱼际而丸滑者，任脉也。

冲脉起于少腹之内胞中，为血之海，又为诸脉经络之海也。

病则逆气里急，气上冲咽喉不得息，喘息有音，不得卧，腹中刺痛拘急，寒气客于冲脉则脉不通，故喘动应手，有寒痛，痛则上引胸中也。其脉直上直下而中央牢者，冲脉也。凡人两手脉浮之俱有阳，沉之俱有阴，阴阳皆盛，此冲督之脉也。冲主沉牢，督主浮革。冲督为十二经之道路，冲督用事，则十二经不复朝于寸口，其人恍惚痴狂。

阳维起于诸阳之会诸阳皆会于头，主持卫气也。

病则寒热阳维为病在表，故苦寒热，而足太阳少阳始终联附，故二经为病皆寒热，腰痛，痛上怫然[①]肿，又腰痛不可以咳，咳则筋缩急，肌肉痹痒，皮肤痛，下部不仁，汗出而寒，羊痫倒仆多发于日，手足相引，甚者不能言。若阳维不能维于阳则溶溶缓纵貌也不能自收持，其脉从尺外斜上至寸而浮者，阳维也。

阴维起于诸阴之交诸阴皆交于胸，主持营血也。

病则心痛阴维为病在里，故苦心痛。阴维虽交三阴，实与任脉同归，故心痛腹痛多属少阴，而兼阴维任脉也，胁满腰痛，甚则悲以恐，癫疾失音，多发于夜。肌肉痹痒，汗出恶风，身洒洒然。若阴维不能维于阴，则怅然失志。其脉从尺内斜上至寸而沉实者，阴维也。

---

① 怫然：满胀貌。《素问·刺腰痛》："阳维之脉令人腰痛，痛上怫然肿。"明代张介宾《类经·针刺类·刺腰痛》："怫然，怒意，言肿突如怒也。"

阳跷苦交切起于跟内。

病则缓纵不收，阴缓而阳急阳跷脉急当从外踝以上急，内踝以上缓，腰背痛，羊痫倒仆多发于日，恶风偏枯，瘰五还切，手足麻木也痹体强，目开不得合。其脉寸口左右弹浮而细绵绵者，阳跷也。

阴跷起于然谷之后。然谷，在足内踝前起大骨下之陷中。

病则拘急不弛，阳缓而阴急阴跷脉急当从内踝以上急，外踝以上缓，少腹痛里急，腰痛相引阴中，男子阴疝，女子漏下不止，癫疾寒热多发于夜，皮肤淫痹①，风痉②癥瘕，目闭不能开。其脉尺内左右弹沉而细绵绵者，阴跷也。

带脉起于季胁即胁中也，在京门穴之下，围身一周如束带然。冲督任三脉同起而异行，一源而三岐，皆络于带脉。

病则腹满，腰溶溶③若坐水中，腰腹纵如囊水状，妇人腰痛，少腹痛，里急癥瘕，牵引季胁下空软处，月事不调，赤白带下。其脉中部即两关也左右弹而横滑者，带脉也。

趺阳少阴脉说

趺阳一名冲阳在脚背上去陷骨三寸脉动处，乃足阳明胃经之动脉也，少阴一名太溪在足之内踝后跟骨上脉动处，乃足少阴肾经

① 淫痹：裘氏本作“湿痹”，待考。

② 风痉：指外感风邪所致的痉病。

③ 溶溶：寒冷貌。《难经·二十九难》：“带之为病，腹满，腰溶溶若坐水中。”

之动脉也。此乃古诊法，不行久矣。设有危急之病，寸口脉不见者，诊此以决死生可也。若在平时，总不如以关脉为胃气，以尺脉为根之为愈也。上焦营卫之所司，不能偏于轻重，故言寸口。两关主乎中焦，脾胃之所司，宜重在右，故言趺阳。两尺主乎下焦，宜重在左，故言少阴。

卷 四

方 祖

桂枝汤 治风伤卫气，脉浮缓，发热自汗，营卫不和。

桂枝三钱 白芍三钱 甘草炙，二钱 生姜五片 大枣四枚，擘

上五味，水煎，温服。啜热稀粥一盏，以助药力。覆暖取微汗，效。不汗，少顷再服。

麻黄汤 治寒伤营气，脉浮，发热，无汗而喘，骨节痛。

麻黄三钱，去节 桂枝三钱 甘草炙，一钱 杏仁二十枚，泡去皮尖，碎

上四味，水煎，温服。暖覆取微汗，不须啜粥。以寒邪入伤营气，营气起于中焦，恐谷气反助邪热也。

续命汤 治中风痱①，身体不能自收，并治但伏不得卧，咳逆上气，面目浮肿。

麻黄三钱 桂枝三钱 甘草炙，三钱 当归三钱 人参三钱 石膏三钱 干姜三钱 芎䓖一钱 杏仁三十枚，泡去皮

① 中风痱：又称风痱，肢体病也。此指中风后肢体瘫痪，身无痛，或有意识障碍。《灵枢·热病》："痱之为病也，身无痛者，四肢不收；智乱不甚，其言微知，可治。"

尖，碎

上九味，水煎，温服。当薄覆脊，凭几坐①，汗出则愈。不汗，更服。无所禁，勿当风。

升麻汤 治阳明经邪发热，及痘疹初起。

升麻一钱 葛根钱半 白芍钱半 甘草炙，八分

上四味，水煎，温服。升、葛为阳明经之向导，阳明专主肌肉，恐开泄太过，即以白芍敛护营血，甘草调和中气，所以解利本经邪热及时行痘疹，皆为专药。然在起胀后禁用。石顽。

小柴胡汤 治少阳受邪，往来寒热，脉弦，胁痛而呕。

柴胡三钱 黄芩一钱 人参一钱 甘草炙，一钱 半夏二钱 生姜五片 大枣四枚，擘

水煎，去滓温服。治伤寒有五法：曰汗，曰吐，曰下，曰温，曰和，皆一定之法。而少阳例中小柴胡汤，专一和解表里。少阳为阴阳交界，邪传至此已渐向里，故用柴胡升发其邪，使从外解，即以人参挡截于中，不令内犯；更以半夏、黄芩清解在里之热痰；生姜、大枣并祛在表之邪气；又须甘草协辅参、柴，共襄匡正辟邪之功，真不易之法，无容拟议者也。其方后加减，乃法中之法，定而不移。至于邪气

---

① 凭几坐：依靠小桌而坐。凭，依靠；几（jī 饥），古人席地而坐时凭依或搁置物件的小桌，后专指放置小件器物的家具。《说文》："几，坐所以凭也。"

犯本胆腑受病，而加龙骨、牡蛎；丸药误下，而加芒硝；屡下不解，引邪入里，心下急，郁郁微烦，而用大柴胡，为法外之法，变通无定，不可思议者也。独怪世医用小柴胡，一概除去人参，且必加枳、桔耗气之品，此非法之法，习俗相承，匿于横议者也。何怪乎道艺日卑风斯日下哉！[①] 石顽。

星香汤 治中风痰涎潮塞，不省人事，服热不得者。

南星三钱 木香五分 生姜十片

水煎，服无时。

术附汤 治寒湿体痛，自汗身寒。

白术一两 附子五钱

上二味，水煎，去滓放凉，分三服。

四逆汤 治阴寒脉沉，四肢厥冷，呕吐泄泻。

附子一枚，生用 干姜五钱 甘草六钱

上三味，水煎，分温再服。

理中汤 治胸痹，心胸痞气，霍乱吐泻不渴，一切脾胃虚寒，呕吐清水，饮食不入，完谷不化。

干姜炮，五分 人参一钱 白术炒焦，一钱 甘草炙，五分

上四味，水煎，去滓温服。肠胃虚脱，完谷不化者，炼白蜜丸弹子大，沸汤研和滓，日三夜二服，名理中丸。

---

① 治伤寒……日下哉：语出清代张璐《张氏医通·祖方》。道艺日卑风斯日下：技艺日益低下，社会风气日趋衰落，感叹今不如昔。道艺，学问与技艺，犹造诣。卑，低下。风，风尚，社会风气。斯，语气词。日下，日趋衰落。

半夏泻心汤　治心下痞满不痛。

半夏五钱，泡　干姜三钱，炮　甘草炙，三钱　人参三钱　黄芩三钱　黄连一钱　大枣四枚，擘

上七味，水煎，温分三服。

七气汤　治七情郁结于中，心腹绞痛，服宽膈破气药转剧者，投此即效。

人参钱半　甘草炙，一钱　肉桂一钱　半夏一钱　生姜七片

上五味，水煎空心服。

崔氏八味丸　治肾脏真阳不足，火不归源。

熟地黄八两　山茱萸肉四两　干山药微焙，四两　牡丹皮三两　白茯苓去皮，三两　白泽泻去毛，三两　附子童便浸煮，去皮脐，切，一两　肉桂去粗皮，勿见火，一两

上八味，为末，炼白蜜丸梧子大，每服五七十丸，空心淡盐汤下，临卧时温酒下，以美膳压之。本方去桂、附名六味丸，熟地黄用缩砂蜜八钱制，治肾水真阴不足。

枳术汤　治水肿心下如盘，边如旋盘。

枳实十枚　白术二两

上二味，水煎，温分三服。腹中软即当散也。

平胃散　治胃中宿食不化，藜藿人①宜之。

厚朴去皮，姜汁炒，三两　陈皮泡去浮白，三两　甘草炙，

---

①　藜藿人：指贫穷之人。藜藿，即藜与藿，贫者所食野菜，此指粗劣的饭菜。

三两　苍术泔浸去皮，麻油拌炒黄，四两

上四味，为散，每服五钱，加生姜三片，水煎，温服。

二陈汤　治脾胃痰湿。

半夏姜制，二钱半　茯苓钱半　陈皮略去白，一钱　生姜三片　甘草炙，一钱　乌梅肉半个

上六味，水煎，空心温服。燥痰减半夏、生姜，加麦门冬（去心）、竹沥。郁痰干咳去半夏，用蜜煎姜，加川贝母（去心）。火痰加黄连、竹茹。老痰加蛤粉、海石。

四君子汤　治胃气虚弱，饮食不思，倦怠少食。

人参一钱　白术炒黄，一钱　茯苓一钱　甘草炙，六分

上四味，水煎，空心温服。

四物汤　治营血虚热。

熟地黄二钱　当归身一钱　白芍药钱半　川芎䓖八分

上四味，水煎，温服。肥盛多湿痰，及呕逆少食便溏者，禁用。

保元汤　治营卫气血不足。

黄芪三钱，蜜酒炙　人参三钱　甘草炙，一钱

水煎，空心服。

生脉散　治热伤肺胃，虚热喘嗽，脉虚无力。

人参三钱　麦门冬去心，二钱　五味子一钱

水煎，不时热服。

二冬膏　治肺胃燥热，痰涩咳嗽。

天门冬去心　麦门冬去心

上二味，等分，熬膏炼白蜜收，不时含热咽之。

桔梗汤　治冬时伏邪发于少阴，咽痛不瘥，及风热肺气不清喘嗽，喉中介介如梗状，肺痿肺痈初起，并得服之。

桔梗三钱　甘草三钱

上二味，水煎，缓缓服之。

防已黄芪汤　治风湿相搏，客在皮肤，关节疼痛，腰已[1]下疼重，脉浮，自汗恶风。

防已酒洗，钱半　黄芪钱半　白术一钱　生姜四片　大枣二枚，擘　甘草炙，八分

上六味，水煎热服。后当如虫行皮中，腰已下如冰，后坐被上，又以一被绕腰下，温令微汗，瘥。喘加麻黄，胃气不和加芍药，气上冲加桂枝，下有陈气加细辛。陈气者，久积之寒气也。

栀子豉汤　治汗下不解，虚邪留于膈上，心下结痛，虚烦懊憹不得眠，反复颠倒，卧起不安者。

栀子十四枚，擘　香豉四合

上二味，水煎，分二服，温进一服，得快吐止后服。

小承气汤　治少阳阳明腑证。承气汤有八禁：一表证未除，二心下硬满，三合面赤色，四平素食少或病中反能食，五呕多，六脉

① 已：同“以”。

迟，七津液内竭，八小便少。

生大黄四钱　厚朴六钱　枳实炙，三枚

初服汤当更衣，不尔者尽饮之。若更衣，勿服之。

抵当汤　治蓄血小腹硬满，小便自利。

水蛭三十枚，熬黑。如无，以鲮鲤甲生漆涂炙代之　虻虫三十枚，去翅足，熬　大黄酒浸，一两　桃仁三十枚，去皮尖

上四味，水煎，去滓，取三升温服，一升不下再服。

凉膈散　治温热时行，表里实热，及心火亢盛，目赤便秘，胃热发斑。

大黄酒浸，二两　芒硝一两　甘草炙，六钱　连翘一两　黄芩一两　山栀八钱　薄荷七钱

共为散，每服四钱，加竹叶十五片，水煎温，日三夜二服，得下热退为度。

备急丸　治心腹卒痛如锥刺，宿食冷积胀满。

巴豆去皮心膜，用霜，一钱　干姜生，二钱　大黄三钱

上三味，为末，炼白蜜丸如小豆大，温水送下二三十丸。妊娠禁用。

伊尹三黄汤　治三焦实热，烦躁便秘。

黄连酒煮　黄芩酒炒　大黄酒浸

上三味，等分，麻沸汤二升渍之，须臾绞去滓，分温再服。麻沸汤者，白水空煎鼎沸如麻①也，古方惟降火药

① 鼎沸如麻：鼎中之水，沸时起泡，其乱如麻是也。

用之。

十枣汤　治悬饮内痛，胁下有水气，脉弦数。

芫花熬　甘遂　大戟泡，去骨

上三味，等分，捣筛，以水一升五合，先煮大枣肥者十枚（擘），取八合，去滓，纳药末。强人服一钱匕，羸人服半钱匕，平旦温服。若下少病不除者，明日更服，加半钱匕，得快下利后，糜粥[①]自养。

五苓散　治伤寒表里未解，渴而小便不利。

白术生，二钱　茯苓二钱　猪苓二钱　泽泻三钱　桂枝一钱

上五味，为散，白饮和服方寸匕，日三服。或生料服，温覆取微似汗。

益元散　治暑月小便不利。

滑石水飞，六两　甘草炙，六钱；生，四钱

为散，清水调服三钱。发散温病热病，加葱白七茎、香豉四合，水煎温服。老人虚人及病后伤津、小便不利禁用。

白虎汤　治热病壮热烦渴，及中暍烦热而渴。

生石膏碎，八钱　知母三钱　甘草炙，一钱　粳米半合

水煎，温分二服，一日尽饮之。此方必燥渴、潮热、自汗、脉洪八字全者，始可用之。

驻车丸　治阴虚下痢发热，脓血稠黏，及休息痢。

---

① 糜粥：熟烂的稀粥。

阿胶三两　黄连炒黑，两半　当归两半　干姜炮，一两

上四味，捣筛，醋煮阿胶为丸梧子大，每服四五十丸，昼夜三服，米饮下。

左金丸[①]　治肝经郁热，吐酸绿青黄水。

川黄连六两　吴茱萸拣去闭口者，取净，一两，同黄连煮干

为细末，米饮糊丸梧子大，每服四十丸，空心白术陈皮汤送服，或用加味逍遥散作汤送。

大补丸　治阴火亢极，足胫疼热，不能久立，及妇人火郁发热。

厚黄檗盐酒拌陈米饭上蒸，每蒸必拌炒黑亮如漆为度

炼白蜜丸梧子大，每服二钱，空心醇酒下。如服之不应，每觔[②]加厚肉桂一两。

金液丹　治阴极发躁，厥冷脉伏，爪甲唇青，水肿脉伏，小便不通，阴结畏寒，大便秘。

明净硫黄五两，研细，水飞，入炀盛罐[③]内，水调赤石脂末封口，盐泥通身固济。候干，三足钉钉于地，将罐放钉上，慢火[④]烧养七昼夜，再加顶火，用炭十觔为度。候冷取出，研细，每末一两用蒸饼一两打糊为丸梧子大，每服二三十丸，温白汤送下。阴极冷甚者，服

① 左金丸：原作"佐金丸"，据裘氏本改。佐金丸组成与本方不同。

② 觔：量词，旧制重量单位。

③ 炀盛罐：疑为"阳城罐"之误。阳城罐，即炼丹时所用的陶瓷罐，因产于河北阳城，故名。

④ 慢火：原作"漫火"，据同治本改。慢火，即文火。

百丸。

医学要领程钟龄先生

内伤者，气病阳虚、血病阴虚、伤食，以及喜、怒、忧、思、悲、恐、惊是也。外感者，风、寒、暑、湿、燥、火是也。不内不外伤者，跌打损伤五绝[①]之类是也。病有三因，不外此矣。变证百端，不过寒热、虚实、表里、阴阳八字。论治法，不过大、小、缓、急、奇、偶、复七方，与夫宣、通、补、泻、轻、重、滑、涩、燥、湿十剂也。外感之邪，自外而入，宜泻不宜补。内伤之邪，自内而出，宜补不宜泻。然而泻之中有补、补之中有泻，此皆治法之权衡也。又有似证，如火似水、水似火、金似木、木似金，及虚似实、实似虚，不可以不辨，明乎此则病无遁情矣。

实火者，六淫之邪，饮食之伤，自外而入，势犹贼也，可驱而不可留。虚火者，七情色欲劳役耗神，自内而发，势犹子也，可养而不可害。人固不可认贼作子，更不可认子作贼。病机言火者，什[②]之八；言寒者，什之二耳。

驱贼火四法一曰发，风寒壅闭，火邪内郁，宜升发之，如升阳散火汤之类是也。二曰清，内热极盛，宜用寒凉，如黄连解毒汤之类是也。三曰攻，火气郁结，大便不通，法当攻下，此釜底抽薪之法，如承气汤之类是也。四曰制，热气拂郁，清之不去，攻之不可，此本

① 五绝：指五种卒死候，说法不一。清代程国彭（钟龄）《医学心悟》卷四《五绝》："五绝者，一自缢、二摧压、三溺水、四魇魅、五服毒也。"

② 什：同"十"。

来真水有亏不能制火，所谓寒之不寒，是无水也，当滋其肾，如地黄汤之类可用也。

养子火四法一曰达，肝经气结，五郁相因，当顺其性而升之，所谓木郁则达之，如逍遥散之类是也，此以一方治木郁而诸郁皆解也。二曰滋，虚火上炎，必滋其水，所谓壮水之主以镇阳光，如六味汤之类是也。三曰温，劳役神疲，元气受伤，阴火乘其土位，经曰劳者温之，又曰甘温能除大热，如补中益气之类是也。四曰引，肾气虚寒，逼其无根，失守之火，浮游于上，当以辛热杂于壮水药中导之下行，所谓导龙入海，引火归元，如八味汤之类是也。

然有邪盛正虚之时，宜用攻补兼行之法，或用滋水制火之法，往往取效。是知养子之法，可借为驱贼之方，断无以驱贼之法而为养子之理。盖养正则邪自除，理之所有；伐正而能保身，理所必无也。

热证口渴而能消水，饮食喜冷，烦躁，尿短而赤，便结脉数。

寒证口不渴，或假渴而不能消水，喜饮热汤，手足厥冷，尿清长，便溏，脉迟。

实证病中无汗，胸腹胀不减，痛而拒按，病新得，禀质厚，脉实而有力。

虚证病中多汗，胸腹胀时减，复如故，痛而喜按，按之则痛止，病久禀弱，脉虚而无力。

里证潮热，恶热腹痛口燥，舌苔黄黑，脉沉。

表证发热恶寒，头痛鼻塞，舌上无苔，脉浮。

阳证为热，为实，为表。热邪达表，阳中之阳；热邪入里，阴中之阳。

阴证为寒，为虚，为里。寒邪入里，阴中之阴；寒邪客表，阳中之阴。

真阳不足脉大无力，四肢倦怠，唇淡口和，肌冷便溏，饮食不化。

真阴不足脉数无力，虚火时炎，口燥唇焦，内热便结，气逆上冲。

病有热证而喜热饮者，同气相求也。有寒证而喜冷饮，却不能饮者，假渴之象也。有热证而大便溏泻者，挟热下利也。有寒证而大便反硬者，阴结也。有热证而手足厥冷者，所谓热深厥亦深，热微厥亦微是也。有寒证而反烦躁，欲坐卧泥水之中者，阴躁[①]也。有有汗而为实证者，热邪传里也。有无汗而为虚证者，津液不足也。有恶寒而为里证者，直中于寒也。有恶热口渴而为表证者，温热之病自里达表也。此乃阴阳变化之理，尤不可不早辨之也。

治病：汗、和、下、消、吐、清、温、补八法。

汗者散也风寒初客于人，头痛发热恶寒，鼻塞声重体痛者，香苏散主之，重则麻黄汤。其有寒热与外感风寒似同而实异者，若误汗之则变端百出矣。又有他病重而略兼外感者，量于本证药中稍加表药可也。如脐间有动气者，理中汤去术加表药。热邪入里而表未解者，麻黄石膏汤或芩连葛根汤。太阳证脉沉细者，少阴证反发热者，麻黄

---

① 阴躁：指阴盛格阳所致扰动不宁者。《外台秘要》：“阴盛发躁，名曰阴躁。”

附子细辛汤。少阳中风，柴胡汤加桂枝。阳虚者补中汤加表药，阴虚者芎归汤加表药之类也。

和者顺也病在半表半里，耳聋胁痛，寒热往来，小柴胡汤主之。盖少阳证有三禁，汗、吐、下是也。如病邪在表未入少阳，误用柴胡谓之引贼入门，变证多端。若邪已入里，仅用柴胡则病不解，巧为藏拙，误人匪[①]浅也。凡病在少阳，正气虚者，加人参；口不渴，大便如常者，加半夏、生姜；口大渴，大便渐结者，加花粉、瓜蒌；兼表邪者，加桂枝；兼里邪者，加芒硝。至于三阳合病，闭目则汗，面垢谵语，遗尿者，用白虎汤和解之。和之一法，变化无穷，知斯意者，则温热之治疠疫之方，时行痎疟，皆从此推广之，不难应手而辄效也。

下者攻也病邪传入少阴经，得之二三日，口燥咽干者；六七日腹满不大便者；下利，脉滑数，不欲食，按之心下硬，有宿食者；下利清水，色纯青，心下痛，口干燥者；目中不了了，睛不和，无表证，大便难者；病在阳明腑，谵语，不能食，胃中有燥屎者；发热汗多，烦躁口渴能消水，不恶风寒反恶热者：此皆当急下之也。凡应下之证，痞、满、燥、实四者兼全，可用大承气汤。痞满而未燥实者，泻心汤。痞满兼燥而未实者，小承气汤。燥实而未痞满者，调胃承气汤。太阳伤风证，误下而传太阴，以致腹痛者，桂枝汤倍芍药。误下而腹大实痛者，桂枝汤加大黄。邪从少阳来，寒热未除，大柴胡汤。结胸证，项背强，自胸至腹硬满而痛，手不可近者，大陷胸汤丸。若不按不痛者，小陷胸汤。寒食结胸，用三白散。水结胸，头汗出者，小半夏加茯苓汤。水停胁下，痛不可忍者，十枣汤。结胸阴阳二证，

---

① 匪：同“非”。

服药罔效者，《活人》俱用枳实理中丸。郁热蓄甚，神昏厥逆，脉反滞涩，有微细欲绝之象者，凉膈散合解毒汤并用。太阳证未罢，口渴小便短涩，大便如常者，五苓散。太阳传本[①]，热结膀胱，其人如狂，少腹硬满而痛，小便自利，下焦蓄血者，抵当丸。如但少腹急结，未至硬满者，桃仁承气汤，或用生地四物汤加酒军。伤于冷，令腹痛便闭拒按者，见晛丸。伤于热食者，三黄枳术丸。冷热互伤，二丸酌其所伤之多寡用之。实热老痰，滚痰丸。水肿实证，神祐丸。虫积，剪红丸。血积，花蕊丸，或失笑丸。肠痈，牡丹皮散。老人久病人，新产妇人，每多大便闭结者，通幽汤，或用四物汤加润药。其有正虚邪盛，羸弱之人，难于措手者，古人有清法、润法、导法、微和法、先补后攻法、先攻后补并行法，可以斟酌取效也。

消者削也病成于五脏，推之不移者，积也。病成于六腑，推之而移者，聚也。忽聚忽散者，气也。痛有定处而不散者，血也。得食则痛，嗳腐吞酸者，食积也。腹有块，按之而软者，痰也。先足肿后及腹者，水也。先腹满后及四肢者，胀也。痛引两胁，咳而吐涎者，停饮也。咳而胸痛，吐脓腥臭者，肺痈也。当胃而痛，呕而吐脓者，胃脘痈也。当脐而痛，小便如淋，转侧作水声者，肠痈也。憎[②]寒壮热，饮食如常，偏著一处者，外痈也。病人嗜食甘甜或异物，饥时则痛，唇之上下有白斑点者，虫也。腹中如有物动而痛不可忍者，蛊毒也。病人咳嗽痰红，抑抑不乐，畏见人，喉痒而咳剧者，劳瘵生虫也。痃如弓弦，筋病也。癖则隐癖，饮食有所偏好而成附骨之病也。癥则有块可征，积之类也。瘕则或有或无，痞

---

① 传本：六经病传变形式之一。脏腑为本，经络为标，经病传入脏腑，谓之传本。

② 憎：原作“增”，据裘氏本改。增，通“憎”。

气之类也。少腹如汤沃，小便涩者，胞痹也。痛引睾丸者，疝也。女人经水自行，而腹块渐大如怀子者，肠覃[①]也。经水不行而腹块渐大，并非妊身，其脉涩者，石瘕[②]也。至于湿热下坠，则为阴菌[③]阴蚀、阴挺下脱、阴茎肿烂之类。其虚火内烁庚金，则为痔瘘、悬痈、脏毒。种种见证，不一而足。务在详稽博考，辨明证候，按法而消之。慎弗视为泛常也。

吐者出也病在上焦胸次[④]咽喉之地，或有痰食痈脓，法当吐之。经所谓高者因而越之是已。病人脉滑大，胸膈停痰饮，以二陈汤，用指探喉而出之。胃脘积食，瓜蒂散与橘红淡盐汤主之。其体质虚弱者，以桔梗煎汤代之。寒痰闭塞，厥逆昏沉者用半夏橘红各八钱，浓煎半杯，和姜汁半杯，频频灌之。风邪中脏，张目痰鸣，声如曳锯，便尿自遗，势将脱者，参、附、姜、夏浓煎灌之，随吐随灌，久之药力下咽，胸膈流通，频进参、附，可期平复。风痰热闭者，以牛黄丸灌吐之。颈疽内攻者，以苏合香丸灌吐之。风热不语者，以解语丹灌吐之。中暑不醒者，以消暑丸灌吐之。中恶不醒者，以姜汁、橘、夏灌吐之。梦魇[⑤]不醒者，以连须葱白煎酒灌吐之。自缢不醒者，以肉桂煎汤灌吐之。缠喉、锁喉、喉闭、喉风，以杜牛膝[⑥]捣汁，和雄黄丸灌吐之。牙关紧急，闭塞不通者，吹以搐鼻散取嚏。俟牙开或

---

① 肠覃（tán 痰）：指妇女下腹部有块状物，而月经又能按时来潮的病证。

② 石瘕：指妇人因寒瘀积留胞中所引起的瘕块。

③ 阴菌：指阴挺如菌者。菌，状如蘑菇。阴部下脱之物如蘑菇状。

④ 胸次：胸间。《庄子·田子方》："喜怒哀乐不入于胸次。"次，中间。

⑤ 梦魇：是一种睡眠障碍，指在睡眠中梦见可怕景象或恐怖事情时的一种惊恐反应。

⑥ 杜牛膝：药名。疑为土牛膝，待考。

痰或食，照前法用二陈汤，瓜蒂散分主之。妊妇转脬，小便不通者，补中益气汤随服而探吐之。醋、蒜吐蛇，雄黄、狗油同瓜蒂吐虫，韭汁吐瘀血。昔仲景治胸痛不能食，按之反有涎唾，下利日数十行，吐之则利止，是以吐痰止利也。由此观之，证在危疑之际，古人恒以涌剂，尽其神化不测之用者，莫可指数矣。吐法安可不讲耶！至于病势危笃，老弱气衰，体质尪羸，脉息虚弱，房劳不慎，四肢厥冷，自吐不止，冷汗自出，诸亡血家，新产妇人，以及病系邪气，胸膈本无痰食者，则涌吐又在所切禁也。

清者清[①]也六淫之邪，除中寒寒湿外，皆不免于病热，经云热者寒之是已。热气熏蒸，或见于口舌唇齿，或见于口渴便尿灼，知其热而不清，则斑黄狂乱，厥逆吐衄，诸证丛生矣。其劳力辛苦之人，中气大虚，发热倦怠，心烦尿赤，名曰虚火，与外感热证相隔霄壤[②]。又有阴虚劳瘵之证，日晡潮热者，产后血虚发热烦躁者，命门火衰，浮阳上泛者，与夫阴盛格阳假热之证，其人面赤狂躁，欲坐卧泥水中，或大便数日不下，或舌黑而润，或脉反洪大，峥峥[③]鼓指，按之豁然空者，或口渴欲得冷饮而不能咽者，或因下元虚冷，频饮热汤以自救者，若误投凉药，立见危亡矣。至于风寒闭火者，散而清之。暑热伤气者，补而清之。湿热者，或散或渗，或下而清之。燥热者，润而清之。伤食积热，消而清之。伤寒邪传胃腑，热势如蒸，自汗口渴，饮冷而能消水者，非白虎汤鲜克有济也。更有阳盛拒阴之证，清药到口即吐者，以姜汁制黄连反取之，所谓寒因热用也。若夫七情气

---

① 清（qìng 庆）：凉。

② 霄壤：犹言“天地”。张养浩《得子强也书诗以答之》：“缅思霄壤间，实与逆旅均。”后常用以形容差别极大。

③ 峥峥：突起貌。

结，互相感触，火从内发者，以越鞠丸开六郁，以逍遥散调肝气。气虚者，补其气。血虚者，滋其血。真阴不足而火上炎者，壮水为主，用六味汤。真阳不足而火上炎者，引火归原，用保元汤，或八味丸。盖外感之火，以凉为清；内伤之火，以补为清也。若本体素亏，脏腑本寒，饮食素少，肠胃虚滑，或产后病后房劳之后虽有热证，亦只宜少少用之。即有不及犹可再清，倘清之太过则必寒生而将医药矣。凡热病清之而不去者，当滋其肾。肾水乃天真之水，以之制外邪，何邪不服，何热不除，而况以治内伤乎？然滋阴之药，不能开胃扶脾，恢复元气，则参、苓、芪、术亦当酌量而用之也。

温者暖也脏腑受寒，必须温剂，经云寒者温之①是已。天地肃杀②之气，莫甚于寒。其邪自表而入者，曰伤寒，初时即行温散则病自除。若不由表入而直中阴经者，曰中寒，其证恶寒厥逆，口鼻气冷；或冷汗自出，呕吐泻利；或腹中急痛，厥逆无脉，下利清谷；或寒湿浸淫，四肢拘急，发为痛痹：此皆法当温之者也。如冬令伤寒则温而散之，冬令伤风则温而解之，寒痰壅闭则温而开之，冷食所伤则温而消之。至若中寒暴痛，大便反硬，温药不止者，则以热剂下之。时当暑月，纳凉饮冷，暴受寒侵者，亦当温之。体虚挟寒者，温而补之。寒客中焦，主以理中汤。寒客下焦，主以四逆汤。真虚挟寒，命门火衰者，必须补其真阳。复有阴盛格阳之证，温药不效者，则以白通汤加人尿猪胆汁反取之，所谓热因寒用也。更有表里皆寒之证，始用温药，里寒顿除，表邪未散，复传经络，以致始为寒中而后变为热中者容或有之。亦有三阴直中，初无表邪，温药太过遂令寒退热生，初终异辙，在所时有，若不斟酌时宜，对证投剂，是先以温药救之

---

① 寒者温之：《素问·至真要大论》作“寒者热之”。

② 肃杀：严酷萧瑟貌。

者，继以温药贼之矣。夫以阳气素虚之人，一旦客寒乘之，则温剂宜重。若其人平日火旺，不任辛温，或曾有阴亏失血之证，不能用温药者，即中新寒，亦须量减，不必尽剂也。且温之与补，有相兼者，有不必相兼者，虚而且寒则兼用之，寒而不虚则专以姜桂主之。时当盛夏，虽温剂宜轻。若虚寒极重，亦当舍时而从证。然桂枝下咽，阳盛则毙；承气入胃，阴盛则亡。安危之机，祸如反掌，苟非审慎明辨，奚克悉底中和哉。

补者助也邪之所凑，其气必虚。虚者损之，渐损者虚之积也。初时不觉，久则病成，虽欲补之，将何及耶？大虚之证，外似有余，内实不足，脉浮大而涩，面赤火炎，身浮头眩，烦躁不安，此为出汗晕脱之机。更有精神浮散，彻夜不寐者，其祸尤速，宜急用养荣汤、归脾汤加敛药以收摄元神，庶几可救。复有阴虚火亢，气逆上冲不得眠者，法当滋水，切忌苦寒。至其人本体虽虚，而客邪势正方张，若骤补之，无异闭门留寇。更有大实之证，积热在中，酷肖[①]虚寒者，必唇焦口燥，便闭尿赤，与真虚相隔天渊，误投补剂，病必增剧矣。补气药用四君子汤，有补火清火之别。盖少火为生气之原，丹田乃出气之海，补气不补火者非也。然而壮火食气，如伤暑之人四肢无力，湿热成痿不能举动者，又当清以为补也。补血药用四物汤，亦有寒热之异。血热之证，宜补宜行而兼清；血寒之证，宜温宜养而兼和。如热迫血而妄行，谓之阳乘阴，治用四生丸、六味汤。若血寒而吐，谓之阴乘阳，治用理中汤加当归。其有去血过多，成升斗者，无分寒热，皆当补益，所谓血脱者益其气，乃阳生阴长之至理。盖有形之血不能速生，无形之气所当急固也。然补之之法，有开合

---

① 酷肖：酷似。

缓急，如补中益气汤用参芪必用陈皮以开之，六味汤用熟地即用泽泻以导之。有补散并行者，参苏饮、益气汤是也。有消补并行者，枳术丸、理中丸是也。有攻补并行者，泻心汤、硝石丸是也。有温补并行者，治中汤、参附汤是也。有清补并行者，参连饮、人参白虎汤是也。更有极虚之人，垂危之病，非大剂汤液不能挽回者，当用参附煎膏日服数两，以救阳微将脱之证；并用参麦煎膏日服数两，以拯津液将枯之证。无力者代之以芪、术。倘病邪未尽，元气虽虚，不任峻补，则从容和缓，相其机宜，循序渐进。其有体质素虚，别无大寒大热者，则用平和之药调理气血可也。《难经》所云损其肺者益其气，损其心者和其营卫，损其脾者调其饮食适其寒温，损其肝者缓其中，损其肾者益其精，此正补也。[①] 又肺虚者补土，心虚者补木，脾虚者补命门火，肝虚者补水，肾虚者补金，此相生而补之也。至于肾者，先天之根本也，有水有火，水曰真阴，火曰真阳，非气非血，生身生命，全赖乎此。古人用六味滋水，八味补火，以十全大补汤兼济水火，法非不善矣。然以假补真，必其真者未经尽丧，庶几有效。若先天之气荡然无存，虽有灵芝，亦难续命，而况庶草乎？至于脾者后天之根本也，尤当培养，不可忽视，所谓安谷则昌，绝谷则危。又云粥浆入胃则虚者活，古人制补中益气汤、归脾汤、健脾丸者，良有以也。然因饿致病者固多，而因伤致病者亦复不少，过嗜肥甘则痰生，过嗜醇酿则饮积。瓜果乳酥，湿从内受，发为肿满泻利。五味偏啖[②]，久而增气，皆令夭殃，可不慎哉！是知脾肾二脏皆为根本，不可偏废。古人或谓补脾不如补肾者，以命门之火可生脾土也。或谓补肾不如补脾者，以饮食之精自能下注于肾也。凡脾

① 损其肺……也：语本《难经·十四难》。

② 啖（dàn 氮）：吃。

弱而肾不虚者，则补脾为亟。肾弱而脾不虚者，补肾为先。若脾肾两虚，则并补之。但药补不如食补，食补不如精补，精补不如神补。节饮食，慎风寒，惜精神，用药得宜，病有不痊焉者寡矣。况有人参果专治五劳七伤，诸虚百损，并能御外邪，消饮食，轻身不老，却病延年，真神丹妙药，人人皆有，惟不肯服食耳。

杂录

吴草庐曰：脉行始于肺，终于肝而复会于肺。肺为出气之门户，故名气口，而为六脉之大会，以占一身焉。①

李濒湖曰：两手六部皆肺之经脉，特取此以候五脏六腑之气，非五脏六腑所居之处也。②

张石顽曰：《灵枢》经脉虽各有起止，各有支别，而实一气相通，故特借手太阴一经之动脉以候五脏六腑十二经之有余不足。其经虽属于肺，实皆胃气所主，盖脏腑诸气靡不本之于胃也。观五脏别论、经脉别论、营卫生会三

---

① 吴草庐……一身焉：语见清代张璐《诊宗三昧·脉位》，文字有所删改。吴草庐，即元代学者吴澄（1249—1331）。吴氏，字幼清，晚年改字伯清。元抚州崇仁（今属江西）人。因所居室题曰“草庐”，故学者称“草庐先生”。与许衡齐名，有“南吴北许”之称。著作有《五经纂言》《草庐精语》《道德经注》等。

② 李濒湖……处也：语见清代张璐《诊宗三昧·脉位》，文字稍有不同。李濒湖，即明代医家李时珍（1518—1593）。李氏，字东璧，时人谓之李东璧，号濒湖，晚年自号濒湖山人。湖北蕲州（今湖北蕲春）人。著有《本草纲目》《濒湖脉学》《奇经八脉考》等。

段经文，可以默识其微矣。[①]

李士材曰：夫人之虚，非气即血。脾为肺母，肺为气生之宫，故肺气受伤者必求助于脾土也。肾为肝母，肝为藏血之地，故肝血受伤者必借资于肾水也。补肾补脾，法当并行。然甘寒补肾，恐妨胃气；辛温扶脾，恐耗肾水，须辨缓急而为之施治。或补肾而助以沉香、砂仁，或扶脾而杂以山药、五味，机用不可不活也。[②]

---

① 灵枢……微矣：语本清代张璐《诊宗三昧·脉位》，文字有所删改。五脏别论、经脉别论、营卫生会，《内经》篇名。五脏别论为《素问》第十一篇篇名，经脉别论为《素问》第二十一篇篇名，营卫生会为《灵枢》第四十八篇篇名。

② 李士材……活也：语本《张氏医通·诸伤门·虚损（传尸）》，文字稍有不同。恐妨胃气，《张氏医通》作“恐妨肾气”。李士材，即明末医家李中梓（1588—1655）。李氏，字士材，号念莪。华亭（今上海松江）人。撰述较多，行于世的有《内经知要》《士材三书》《医宗必读》《雷公炮炙药性解》《伤寒括要》《（删补）颐生微论》等。

校注后记

《医学辑要》四卷，清代山阴（今浙江绍兴）吴燡（小珊）编，是书流传不广，史志不载。本次整理研究中，对本书现存情况进行了较为全面的调研，获知《医学辑要》现存清刻本及抄本，中国医学科学院图书馆、天津中医药大学图书馆、南京图书馆等十余家单位收有收藏，另有丛书《三三医书》中收入该书。通过对比分析、考证推理，对本书现存版本及相关情况进行了梳理。

现存刻本中，刊刻年代较早者为中国医学科学院图书馆与天津中医药大学图书馆藏本。经查阅原件发现，中国医学科学院图书馆藏本无牌记，有道光五年（1825）陈伯适（棫亭）序及道光五年（1825）梓州方汇枝序，无跋。天津中医药大学图书馆藏本有牌记，记载为“三槐堂藏板”“道光丙申新镌”，序与中国医学科学院图书馆藏本相同，亦无跋。经对比分析发现，除牌记外，两家藏本版式完全相同，无异文，字体风格及异体字等均无差异，两家藏本应为同一版本，即道光十六年（1836）本（以下统称“道光本”）。《中国中医古籍总目》等记载，《医学辑要》一书现存最早者为道光五年（1825）刻本，藏于中国医学科学院图书馆，此说大概据书中之序年代（道光五年）而推定。

南京图书馆藏本牌记记载为同治七年（1868）山阴陈氏重刊，有咸丰四年（1854）吴氏外孙陈照序及同治十三年（1874）鉴湖陈晫（季平）跋，但无道光五年（1825）陈伯适（棫亭）序及道光五年（1825）梓州方汇枝序。其跋版式及字体与正文略有不同，疑为后补。卷四末有“金陵柏继伦镌”字样。其他诸家藏本与南京图书馆藏本内容及版式、字体风格及异体字情况等均相同，无异文。即除道光本外，其余现存刻本实为同一版本（以下统称为“同治本”）。鉴湖陈晫（季平）跋言：“余捡拾《辑要》四卷，虽间缺如，复得他本补录之”。结合书中相关记载推测，鉴湖陈晫（季平）所见是书已有损毁，今见存同治本，为鉴湖陈晫（季平）补之后，由金陵柏继伦翻刻。《中国中医古籍总目》等记载，是书除道光年间刊本外，现存尚有清同治七年（1868）及同治十三年（1874）山阴陈氏刻本、清同治金陵柏继伦刻本等，分别收藏于南京图书馆等单位，大概因各家确定刊刻年代的依据不同而致，或为牌记（同治七年），或为鉴湖陈晫（季平）跋（同治十三年），或为卷四末“同治金陵柏继伦镌”字样。

道光五年（1825）陈伯适（棫亭）序中记载“余从汇枝分转斋中见吴小珊先生《医学辑要》一书”，据此推测是书成书应不晚于道光五年（1825）。今有是书“初刊于清道光五年（1825）”，“咸丰四年（1854年）由其外孙陈照刊行”等诸说，可能据所见书中相关之序的年代确定。

序的年代早于刊刻时间，此现象在古籍中常见。据作序年代推定刊刻时间，有待商榷。据见存同治本序跋言，是书曾多次刊刻，但多有损毁。除见存刊本外，是否曾有其他刊刻情况，未见相关史料记载，有待探讨。

《三三医书》（又名《秘本医学丛书》《九九医学丛书》），近代浙江绍兴医家裘庆元（吉生）辑，刊于1924年，1988年上海书店曾影印出版（名《秘本医学丛书》）。《三三医书》中收入《医学辑要》版本未见交待，经文字比对与同治本较为接近，有个别脱文。中国中医药出版社据上海书店影印本于1998年出版《三三医书》点校本，2012年再版。点校本未出校记，改动依据不详，且有个别明显误文。

总书目

医经

内经博议

内经精要

医经津渡

灵枢提要

素问提要

素灵微蕴

难经直解

内经评文灵枢

内经评文素问

内经素问校证

灵素节要浅注

素问灵枢类纂约注

清儒《内经》校记五种

勿听子俗解八十一难经

黄帝内经素问详注直讲全集

基础理论

运气商

运气易览

医学寻源

医学阶梯

病机纂要

脏腑性鉴

校注病机赋

松菊堂医学溯源

脏腑证治图说人镜经

内经运气病释医学辨正

藏腑图书症治要言合璧

淑景堂改订注释寒热温平药性赋

伤寒金匮

伤寒考

伤寒大白

伤寒分经

伤寒正宗

伤寒寻源

伤寒折衷

伤寒经注

伤寒指归

伤寒指掌

伤寒点精

伤寒选录

伤寒绪论

伤寒源流

伤寒撮要

伤寒缵论

医宗承启

伤寒正医录

伤寒全生集

伤寒论证辨

伤寒论纲目

伤寒论直解

伤寒论类方

伤寒论特解

伤寒论集注（徐赤）

伤寒论集注（熊寿诚）

伤寒微旨论

伤寒溯源集

伤寒启蒙集稿

伤寒尚论辨似

伤寒兼证析义

张卿子伤寒论

金匮要略正义

金匮要略直解

高注金匮要略

伤寒论大方图解

伤寒论辨证广注

伤寒活人指掌图

张仲景金匮要略

伤寒六书纂要辨疑

伤寒六经辨证治法

伤寒类书活人总括

订正仲景伤寒论释义

伤寒活人指掌补注辨疑

诊法

脉微

玉函经

外诊法

舌鉴辨正

医学辑要

脉义简摩

脉诀汇辨

脉学辑要

脉经直指

脉理正义

脉理存真

脉理宗经

脉镜须知

察病指南

四诊脉鉴大全

删注脉诀规正

图注脉诀辨真

脉诀刊误集解

重订诊家直诀

人元脉影归指图说

脉诀指掌病式图说

脉学注释汇参证治

紫虚崔真人脉诀秘旨

针灸推拿

针灸全生

针灸逢源

备急灸法

神灸经纶

推拿广意

传悟灵济录

小儿推拿秘诀

太乙神针心法

针灸素难要旨

杨敬斋针灸全书

本　　草

药征
药鉴
药镜
本草汇
本草便
法古录
食品集
上医本草
山居本草
长沙药解
本经经释
本经疏证
本草分经
本草正义
本草汇笺
本草汇纂
本草发明
本草发挥
本草约言
本草求原
本草明览
本草详节
本草洞诠
本草真诠
本草通玄
本草集要
本草辑要
本草纂要
识病捷法
药征续编
药性提要
药性纂要
药品化义
药理近考
炮炙全书
食物本草
见心斋药录
分类草药性
本经序疏要
本经续疏证
本草经解要
分部本草妙用
本草二十四品
本草经疏辑要
本草乘雅半偈
生草药性备要
芷园臆草题药
明刻食鉴本草
类经证治本草
神农本草经赞
艺林汇考饮食篇
本草纲目易知录
汤液本草经雅正
神农本草经会通
神农本草经校注
分类主治药性主治
新刊药性要略大全

鼎刻京板太医院校正分类青囊药性赋

方　书

医便

卫生编

袖珍方

内外验方

仁术便览

古方汇精

圣济总录

众妙仙方

李氏医鉴

医方丛话

医方约说

医方便览

乾坤生意

悬袖便方

救急易方

程氏释方

集古良方

摄生总论

辨症良方

卫生家宝方

寿世简便集

医方大成论

医方考绳愆

鸡峰普济方

饲鹤亭集方

临证经验方

思济堂方书

济世碎金方

揣摩有得集

亟斋急应奇方

乾坤生意秘韫

简易普济良方

名方类证医书大全

南北经验医方大成

新刊京本活人心法

临证综合

医级

医悟

丹台玉案

玉机辨症

古今医诗

本草权度

弄丸心法

医林绳墨

医学碎金

医学粹精

医宗备要

医宗宝镜

医宗撮精

医经小学

医垒元戎

医家四要

证治要义

松厓医径

济众新编

扁鹊心书

素仙简要

慎斋遗书

丹溪心法附余

方氏脉症正宗

世医通变要法

医林绳墨大全

医林纂要探源

普济内外全书

医方一盘珠全集

医林口谱六法秘书

温　　病

伤暑论

温证指归

瘟疫发源

医寄伏阴论

温热论笺正

温热病指南集

瘟疫条辨摘要

内　　科

医镜

内科摘录

证因通考

解围元薮

燥气总论

医法征验录

医略十三篇

琅嬛青囊要

医林类证集要

林氏活人录汇编

罗太无口授三法

芷园素社痎疟论疏

女　　科

广生编

仁寿镜

树蕙编

女科指掌

女科撮要

广嗣全诀

广嗣要语

广嗣须知

宁坤秘籍

孕育玄机

妇科玉尺

妇科百辨

妇科良方

妇科备考

妇科宝案

妇科指归

求嗣指源

茅氏女科

坤元是保

坤中之要

祈嗣真诠

种子心法

济阴近编

济阴宝筏

秘传女科

秘珍济阴
女科万金方
彤园妇人科
女科百效全书
叶氏女科证治
妇科秘兰全书
宋氏女科撮要
节斋公胎产医案
秘传内府经验女科

儿　科

婴儿论
幼科折衷
幼科指归
全幼心鉴
保婴全方
保婴撮要
活幼口议
活幼心书
小儿病源方论
幻科百效全书
幼科医学指南
活幼心法大全
补要袖珍小儿方论

外　科

大河外科
外科真诠
枕藏外科
外科明隐集
外科集验方
外证医案汇编
外科百效全书
外科活人定本
外科秘授著要
疮疡经验全书
外科心法真验指掌
片石居疡科治法辑要

伤　科

正骨范
伤科方书
接骨全书
跌打大全
全身骨图考正

眼　科

目经大成
目科捷径
眼科启明
眼科要旨
眼科阐微
眼科集成
眼科纂要
银海指南
明目神验方
银海精微补
医理折衷目科
证治准绳眼科
鸿飞集论眼科

眼科开光易简秘本
眼科正宗原机启微

咽喉口齿

咽喉论
咽喉秘集
喉科心法
喉科杓指
喉科枕秘
喉科秘钥
咽喉经验秘传

养　　生

易筋经
山居四要
寿世新编
厚生训纂
修龄要指
香奁润色
养生四要
养生类纂
神仙服饵
尊生要旨
黄庭内景五脏六腑补泻图

医案医话医论

纪恩录
胃气论
北行日记
李翁医记
两都医案
医案梦记
医源经旨
沈氏医案
易氏医按
高氏医案
温氏医案
鲁峰医案
赖氏脉案
瞻山医案
旧德堂医案
医论三十篇
医学穷源集
吴门治验录
沈芊绿医案
诊余举隅录
得心集医案
程原仲医案
心太平轩医案
东皋草堂医案
冰壑老人医案
芷园臆草存案
陆氏三世医验
罗谦甫治验案
周慎斋医案稿
临证医案笔记
丁授堂先生医案
张梦庐先生医案
养性轩临证医案
养新堂医论读本

祝茹穹先生医印
谦益斋外科医案
太医局诸科程文格
古今医家经论汇编
莲斋医意立斋案疏

医　史

医学读书志
医学读书附志

综　合

元汇医镜
平法寓言
寿芝医略
寿身小补
杏苑生春
医林正印
医法青篇
医学五则
医学汇函
医学集成
医学辨害
医经允中
医钞类编
证治合参
宝命真诠
活人心法
家藏蒙筌
心印绀珠经
雪潭居医约
嵩厓尊生书
医书汇参辑成
罗氏会约医镜
罗浩医书二种
景岳全书发挥
新刊医学集成
胡文焕医书三种
铁如意轩医书四种
脉药联珠药性食物考
汉阳叶舟丛刻医集二种